장교수의

건강한

효소이야기

장성호 지음

뱅크북

1 효소

1 발효와 효소의 구분

2 효소의 발견과 기능

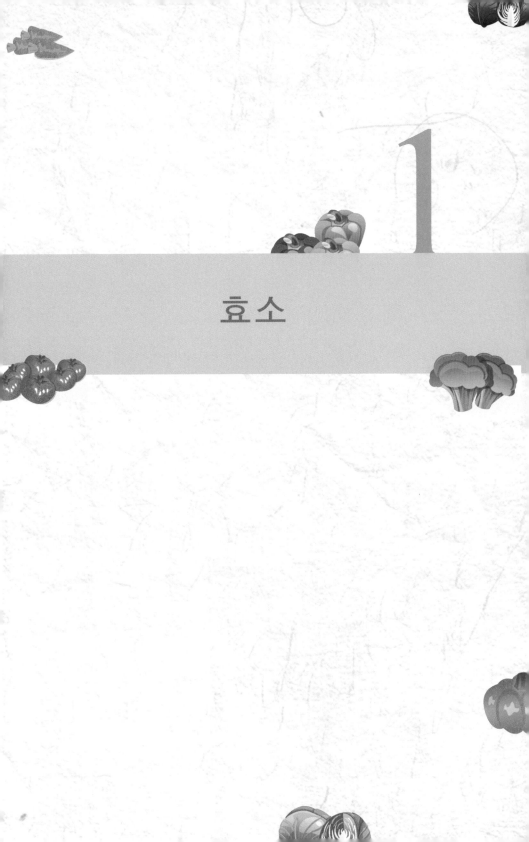

1

효소

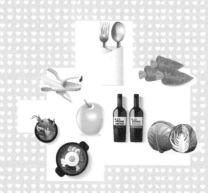

발효와 효소의 구분

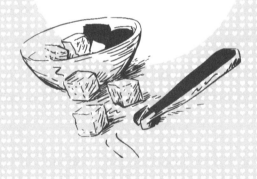

주위 사람들이 가끔 묻는다.

"대체 효소가 뭐예요?"

"효모와는 뭐가 달라요?"

"발효와 차이점은 뭐예요?"

처음 효소연구를 시작했을 때, 효소 제조법뿐 아니라 효소에 관한 기초지식과 이론까지 알고 싶어져서 몸살이 날 지경이었다. 일단 이론적인 체계가 필요했다. 전문가들을 찾아보기로 하고, 효소와 가장 관련이 있는 학문과 전공이 무엇일까 생각해 보았다. 미생물학과가 아닌가 싶었다. 수소문하여 명문대 미생물학과를 졸업하고 제약회사에 다녔던 분과 사전 녹취 허락을 받고 이야기를 나누었다. 사전에 질문 내용도 설문지로 만들어서 잠시 생각할 시간도 드렸다. 가만히 질문내용을 살펴보고는 잔뜩 기대에 찬 나에게 던진 말은 "대체 효소가 뭐예요?" "발효와 같은 건가요?" 였다. 나는 많은 이론과 지식을 얻으리라는 환상을 깨고 내가 수집한 것들로 연구 방향을 그에게 전하는 꼴이 되어 버렸다.

다들 '효소' 라는 말은 하는데 그 실체에 대해 아는 사람은 많지 않아 보였다. 참고로 제1장은 '박국문, 효소에 대한 오해와 진실, 발효의 메커니즘과 건강' 을 참고하며 인용한 부분이 많다.

효모와 발효작용

효모

효모는 곰팡이, 세균처럼 가장 간단한 단세포 조직을 가진 미생물이다. 효모는 수천 종으로, 단백질로 구성되어 있다. 자연 상태에서 공기. 물. 토양. 과일이나 식물 표면 등 거의 모든 곳에 존재한다. 산소를 이용하여 생장 및 생식을 하며 산소가 없으면 알코올 발효를 하고 그 에너지로 생존한다.

효모는 빵이나 맥주, 포도주 등을 만드는데 사용되는 미생물이며, 곰팡이나 버섯의 무리로서 단세포 생물을 총칭해서 효모로 부르고 있다. 참고로 알코올을 생산하는 공정에서 효모가 이용되고 있는데 이 작은 효모 안에 12가지 더 작은 효소가 있다고 한다.

흔히 빵 만들 때 쓰이는 효모, 포도주나 맥주 전통주 등을 만드는데 쓰이는 주종 효모를 포함하여 수천종의 효모가 있다. 효모의 외측은 세포막으로 둘러싸여 있고 내부는 원형질이다. 원형질 속에 귀중한 각종의 효소가 풍부하게 함유되어 있으며, 그 외 비타민 등도 함유되어 있다.

효모는 흙. 물. 공기 속의 어디에도 존재하지만 야생의 효모균은 당분의 농도가 높은 꽃의 꿀샘이나 과일의 껍질에 더 많이 존재한다.

또한 식물의 잎에도 수많은 미생물이 붙어 있는데 이 미생물은 대부분 유산균과 효모다. 따라서 잘 발효된 식물 발효액은 이 유산균과 효모에 의해 발효 물질이 풍부하게 함유되어 있어 효소 영양학적으로 우수한 식품이다.

효모와 발효 작용

효모의 작용이 곧 발효이다. 발효란 효소를 발하는 것, 곧 효소를 내뿜는 것으로 풀이된다.

즉, 발효는 효모에 의해 당이 분해되어 알코올과 탄산가스가 발생하는 현상이다.

어떤 물질이건 발효의 요건이 만들어지면 효모, 곰팡이, 세균 등의 미생물이 활동하고 번식해서 각각 특유의 효소를 만들어 낸다. 세균은 우리 몸을 이롭게 하면 유익균이고 우리 몸에 해를 입히면 유해균으로 분류된다. 발효를 사전에서 찾아보면, 사전적 의미로는 '효모류나 유산균류 등의 미생물이 유기 화합물을 분해하여 알코올, 유기산류, 탄산가스 등을 생기게 하는 작용이며, 전통 식품으로 술, 김치, 된장, 고추장, 젓갈 등은 이 작용을 이용 한다.' 라고 설명하고 있다. 일본의 발효 식품으로 미소시루(일본된장), 낫토(청국장)가 대표적이며 유럽에서는 올리브열매를 발효시키어 여러 식품으로 만들어 먹고 있다.

이처럼 효모는 발효라는 과정을 통해 건강 증진에도 도움을 준다. 효모는 생명 현상과 관계가 깊은 중요한 효소를 많이 가졌으며, 그 밖에도 비타민. 단백질. 무기질을 함유하고 있어서 우리 몸속 효소의 재료로서도 훌륭한 영양원이 된다. 이들 발효 식품들은 유산균. 비피더스균 등의 유익균을 배양시켜 살아 있는 그대로 체내에 섭취할 수 있는 중요한 역할을 담당하고 있다. 우리 민속주인 막걸리의 발효 과정을 보면 누룩 곰팡이가 쌀이나 옥수수 감자 속에 들어 있는 녹말을 당으로 만들고 이 당분은 효모가 알코올로 만든다. 또 알코올에 초산균이 작용하게 되면 식초가 된다. 우리 조상들이 만들어 먹던 막걸리 식초가 대표적이다. 식초(vinegar)라는 말도 신맛을 내는 포도주란 의미로 유래된 것이다. 우리 전통 발효 식품으로는 김치, 된장, 고추장, 젓갈, 술 등이 있다.

효소

    효소란 사람뿐 아니라 동물, 식물, 미생물에 이르기까지 모든 살아 있는 생명체의 세포 속에서 만들어지는 고분자 단백질이다. 인체는 위, 장, 심장, 폐, 간장, 근육, 피부 등 인체 구성의 모든 세포 속에서 스스로 필요한 효소를 만든다. 세포 속 리보좀 이라는 단백질을 만드는 작은 공장에서 효소가 만들어진다고 한다. 이것을 체내 효소라고 한다. 그 밖에 동물, 식물, 미생물에 존재하는 효소를 체외효소라고 말할 수 있다. 필자는 효소를 체외 효소, 체내 효소로 구분하여 설명하고자 한다.

효소의 발견

'후지모토의 효소건강법'에 의하면, 지구상에 존재하는 모든 생명체에는 반드시 효소가 있다고 한다. 효소 영어표기 Enzyme(엔자임)은 희랍어에서 유래한 것으로 `효모(Yeast)안에 있는 어떤 물질`이라는 뜻이다. 효소의 종류는 약 2000여개 종류가 있으며, 효소는 단백질로서 20여종의 아미노산으로 되어 있다. 예를 들어 대장균에도 2000종류의 효소가 존재하고 있다.

효소는 크기가 1억분의 1미리 밖에 안 되는 단백질 조각으로 눈으로는 볼 수 없는 아주 작은 단백질 조각이다.

효소는 1785년 이태리의 라자로 스파란짜니가 위액인 펩신을 처음 발견했다. 1806년 베켈링이라는 학자가 단백질(고기)을 소화시키는 효소인 펩신이 단백질이라는 것을 밝혀냈고, 1833년에는 프랑스의 페이안과 베루소가 공동으로 디아스타제, 즉 탄수화물 분해 효소인 아밀라제를 발견했다. 1926년에는 미국의 생화학자인 샘너가 콩에서 우레아제라는 체외효소를 결정체로 추출했는데, 이 때 이 효소도 단백질이며 일종의 촉매단백질임을 발견하면서 전 세계적으로 알려졌다.

효소의 종류

체외 효소

체외효소는 살아있는 동물이나 식물에 있는 생식품 효소, 효소 발효액 등을 말한다. 이 중 효소발효액 만들기의 원리는 설탕의 삼투압 작용과 식물에 있는 미생물의 활동의 결과물로 이루어진다. 좋은 환경 속에서 설탕과 식물 재료를 혼합하면 설탕의 삼투압 작용에 의해 식물체에 있는 수액이 영양소와 함께 빠져나온다. 그러면 설탕에도 들어있을 미생물과 재료인 식물체의 잎이나 열매 뿌리에 붙어 있는 야생 미생물들이 당을 먹이로 발효와 증식을 계속한다.

이 때 설탕은 미생물의 작용으로 포도당이나 과당으로 바뀌고, 발효 미생물 중 효모에 의해 생성된 미량의 알코올 등에 의해 재료에 함유된 여러 약성 성분과 효소, 색소 등도 재추출된다.

자연 의학자 박문국의 '효소에 대한 오해와 진실' 에 의하면,
효소 발효액 (체외효소)은,

첫째, 재료인 식물체가 가진 성분이 고스란히 들어 있다.

둘째, 유익 미생물이 엄청난 수로 배양되어 있으므로 미생물이 함유한 성분이 더해져 있다.

셋째, 식물체가 가진 성분이 미생물에 의해 소화·흡수되기 쉬운 상태로 분해되어 있다.

넷째, 여러 가지 유기산, 효소, 비타민 등 인체에 유용한 발효 물질이 생성되어 있다.

다섯째, 장기간 저장이 용이하며, 먹기 쉽고 맛도 좋다.

여섯째, 부작용이 전혀 없으며, 휴대하기에 간편하다.

체내 효소

1) 종류

인간의 체내 효소는 그 작용에 따라 소화 효소와 대사효소로 나눌 수 있다. 물론 소화효소가 부족하면 대사효소가 소화효소를 돕는다. 소화 효소란 우리가 섭취한 음식물의 영양소를 인체가 흡수할 수 있는

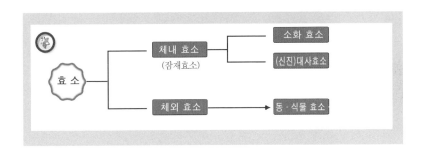

형태로 분해하는 작용을 한다. 예를 들면, 우리가 먹는 밥이나 국수 등 탄수화물을 분해하는 효소, 콩이나 단백질을 분해하는 효소, 그리고 지방을 분해하는 효소들이 있다.

　반면에 대사 효소는 인체에 흡수된 영양소를 이용하여 인체에 필요한 에너지를 만들거나 살아가기 위해 필요한 인체의 여러 기능이나 작용을 한다. 즉, 인체를 만들고, 면역 기능을 높이고, 병을 예방하고 치료하고, 움직이고 생각하는 뇌의 활동이나 신경 활동 등 모든 생명 활동에 사용되는 효소를 말한다.

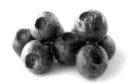

올바른 체내 효소 유지법

　사람에 따라 차이는 있겠지만 사용되는 효소의 양은 한정되어 있고, 일생 동안 만들어지고 사용할 효소의 양도 한계가 있다고 한다. 따라서 병이 들었다거나 늙었다는 것은 결국 체내 효소 부족에 의해 조직을 이루는 하나하나의 세포에 영양 흡수와 산소 결합 능력이 나빠지고 노폐물이 축적되어 영양 대사 활동이 제대로 안 된다는 것을 의미한다. 말하자면 체내 효소 부족으로 세포의 신진 대사가 정체되어 여러 가지 병이 생긴다는 것이다.

　그러므로 체내 효소의 소모를 줄이기 위해서는 외부에서 발효 식품, 생과일, 생야채, 해조류 등 체외 효소가 풍부한 식품을 통해 효소의 재료를 공급해야 건강하게 생명을 연장할 수 있다. 또 소식하면 체내 효소의 활동을 줄여 건강하게 천수를 누릴 수 있다고 한다.

　다양한 동물들에게 먹이의 양을 달리하여 생존기간을 관찰한 실험에 의하면 먹이를 40% 줄였을 때 연명 효과가 가장 높아 수명이 1.4~1.6배가 늘었다고 한다.

좀 더 세부적으로 체내 효소의 활성화 방안을 살펴보면

첫째, 효소. 보효소. 생리 활성 영양소가 풍부한 음식으로 체내 효소의 재료를 인체에 공급한다.

둘째, 아침 식사는 녹즙이나 효소 과일 주스로 대신한다.

셋째, 적당한 운동과 목욕으로 체내 효소를 활성화 한다.

넷째, 적당한 휴식으로 효소를 재충전 한다.

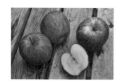

효소의 발견과 기능

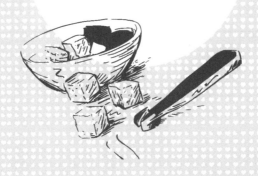

앞장에서 효소의 정의와 종류 하는 일 등을 살펴보았다.

효소는 우연히 발견되기도 하고 동식물에서의 다양한 실험에 의해 발견되었다. 이 장에서는 호소야 에이키치의 '먹으면 약이 되는 효소'를 참고하며 그 기능을 중심으로 서술하고자 한다.

체내효소의 발견

18세기 중반 프랑스인 레오므로(R.Raumer)는 작은 구멍을 낸 금속관 속에 고기 조각을 넣어 매에게 먹이고 한참 있다가 토하게 하고 나서 금속관 속의 고기가 녹아 있는 것을 관찰하였다.

18세기 말 이탈리아 박물학자 스팔란차니(L.Spallanzani)는 동물의 위에서 꺼낸 위액을 고기에 뿌려 고기가 녹는 것을 확인하였다. 위액 안에 고기를 녹이는 무언가가 존재한다는 것을 안 것이다.

19세기 독일의 해부학자 슈반(T.Schwann)은 고기를 녹이는 작용을 하는 위액 속의 효소를 발견하여 '펩신' 이라는 이름을 붙였다.

한편 파스퇴르(L.Passtrur)는 녹말을 가수분해하는 효소를 '아밀라제' 로 하자고 제창하고, 효소 전체를 디아스타아제라고 불렀기 때문에 프랑스에서는 오랫동안 효소를 디아스타아제라고 하였다.

1930년 이후 효소의 본체는 단백질로 인정받고 여러 학자의 연구로써 효소는 단백질의 일종으로 생명 현상의 실제 담당자로 인정받았다.

효소의 하는 일

효소의 대부분은 화학반응을 촉매하고 있다. 현재 화학공업에서 사용하고 있는 일반 화학반응은 무기화합물이 까다로운 조건하에서 반응이 일어나지만, 효소의 화학반응은 생체 내에서 순간적으로 엄청난 규모의 생화학반응을 하며 이를 물질대사라고 하며 대사효소가 담당한다. 이들 물질대사의 각 단계는 특정한 효소에 의해 촉매 되고 있다. 효소는 앞에서 말했듯이 통산적인 화학실험보다 천만배 이상 빠르게 반응하는 촉매기능을 갖고 있다.

효소의 특징은 그 빠른 반응 속도 외에 특정 물질에만 반응하는 성질이 있다. 예를 들면 탄수화물 효소는 탄수화물에만 반응하고, 단백질 효소는 단백질에만 반응한다. 즉 특정 효소는 특정 물질에서만 반응한다.

또 아주 온화한 조건하에서 반응을 진행시킨다. 우리 몸에서 일어나는 효소의 화학반응은 1기압 아래에서 36도 체온 범위 내 최적화 되어 있다. 이것이 효소의 힘이다.

활성 산소와 항산화 물질

　우리 면역세포는 이물질이 몸 안으로 들어오면 그 이물질로부터 신체를 지키기 위해 전신의 면역세포가 출동하여 침입한 이물질을 분해, 배설하려는 기능이 있다. 이 이물질을 먹는 식세포는 활성산소를 만들어 자신의 세포내에 있는 이물질을 녹인다. 즉 활성산소의 이로운 점은 신체를 방어하는 중요한 역할을 가진 물질이다. 그러나 지나치게 많이 생성되면, 그 과잉분이 식세포 밖으로 유출되어 신체의 정상조직까지 파괴하게 된다. 예를 들어 방사능 오염 식품, 식품첨가물, 농약, 화학약품 등은 대량으로 활성산소를 발생시킨다. 이 활성 산소가 우리 몸에서 반응을 일으켜 동맥경화에 의한 뇌졸중이나 심근경색, 암 등 생활 습관 병의 원인이 되기도 한다. 따라서 우리들은 이 활성산소를 제거하는 힘이 있는 발효식품이나 신선한 과일, 야채, 해조류 등을 섭취할 것을 권장한다.

　그것에 반하여 항산화 물질이란 것이 있다.

두산백과에 보면, 항산화물질[antioxidant, 抗酸化物質]이란,

산화(酸化)를 방지하는 물질의 총칭인데, 이는 각종 질환에 활성산소가 관여한다는 것이 알려져 주목을 받기 시작했다. 식품 중에는 폴리페놀, 비타민 C, 비타민 E, β카로틴 등이 있는데, 경구적 섭취로 효과를 볼 수 있다는 논의가 있다.

동맥경화나 뇌·심장혈관계 장애, 노화나 발암에 활성산소가 관여한다는 사실이 밝혀져, 기존의 산화방지제 외에 경구적으로 섭취하는 항산화물질의 효과·효능 등이 최근 주목을 받고 있다.

즉, 항산화물질 (抗酸化物質, antioxidant)은 산화를 방지하는 물질을 두루 가리키는 말이다. 황인태 헬스조선 기자에 의하면(2017.5.29.), 활성산소 생선 원인은 노화, 과식, 튀긴 음식 섭취, 스트레스, 대기오염 등이며, 활성산소의 나쁜 기능은 단백질. 세포막. DNA 손상으로 신체 노화와 질병유발이라고 한다. 즉 당뇨병 고혈압 등 대다수의 질병은 활성산소를 효과적으로 제거하지 못했기 때문에 생긴다. 활성산소 제거 방법 중 하나는 활성산소 제거 첨병역할을 하는 SOD항산화 효소 활용이다. SOD와 활성산소가 만나면 과산화수소로 변하고, 과산화수소는 카탈라아제. 글루타치온과 만나 물로 변해 몸밖으로 배출된다고 한다. 항산화 효소 SOD 효과로는 활성산소를 제거함으로써 스트레스를 방지하며 혈관질환 예방, 관절 염증 완화, 폐손상 개선, 피부 노화를 억제한다. 세포막을 공격하는 활성산소의 제거 능력은 30대부터 점차 감소한다.

또 다른 수많은 항산화 물질 중 현미의 예를 들어 보겠다. 흔히들 식

품영양학 연구자들은 곡류 중 현미를 완전식품이라고 한다.

현미의 좋은 점을 살펴보자.

영국의 월리엄 박사에 의하면 인간에게 필요한 필수 영양소는 45종류이고, 현미는 비타민 C를 제외한 그 모든 필수 영양소가 함유되어 있다고 한다.

현미에는 비타민과 미네랄이 풍부하며 몸에 해로운 활성산소를 없애주는 기능성이 탁월한 식품이다. 좀 더 자세히 설명하면, 우리 몸에 필요한 필수영양소는 탄수화물 단백질 지방의 3대영양소, 비타민, 미네랄, 섬유효소 등이다. 필자는 효소도 포함시키고 싶다. 미네랄을 살펴보면, 인간의 신체에 필요한 필수 미네랄은 18종류라고 한다. 칼슘은 뼈를 만들고, 정신을 안정시키며 인은 뼈나 이빨을 만들 때 사용된다. 나트륨은 체내의 수분을 조절하고, 아연은 면역력을 높여 발육 촉진이나 미각과 후각을 정상적으로 유지시킨다. 비타민B1은 정신을 안정시키고, 비타민B2는 성장을 촉진하며, 비타민 D는 칼슘 흡수를 돕는 기능이 있고 비타민 E는 노화방지에 도움이 되며, 비타민 C는 암 예방에 효과가 있다.

현미는 완전식품이기 때문에 매일 주식으로 삼는 것이 좋지만 소화가 잘 되지 않아 지속적으로 먹기에 어려운 단점이 있다. 그러나 흰 쌀밥을 먹더라도 현미곡류 효소를 식후에 함께 섭취하면 현미밥을 먹는 것 이상의 효과가 있다고 후지모토 다이사부로는 '효소건강법'에서 말한다.

체내 효소에 의한 소화 기능

효소는 생물의 몸속에 있으면서 생명활동을 유지해 나가는 존재이다. 효소는 음식물 곁에 붙어서 음식물을 소화시킨다. 우리 몸에서 음식물이 소화되는 과정은 입〉위〉장의 순서로 이어진다.

입 속에서는 음식물이 잘게 부서진다. 이렇게 음식물이 작은 입자로 되면 음식물의 표면적이 커지므로 많은 효소가 달라붙을 수 있게 된다. 침 속에는 '아밀라제'라는 효소가 있다. 이 효소 아밀라제는 녹말(탄수화물)을 분해하여 작은 당으로 만들며 소화를 촉진시킨다.

입안에서 작은 입자로 잘게 부서진 음식물은 위로 내려간다.

음식물은 먼저 위액과 섞인다. 강한 산성을 갖고 있는 위액은 살균작용을 한다. 때문에 음식물 속에 있는 세균이나 기생충이 대부분 죽는다. 앞서 말했듯이 19세기 독일의 해부학자 슈반(T.Schwann)은 고기를 녹이는 작용을 하는 위액 속의 '펩신'이라는 효소를 발견하였는데, 이 효소 '펩신'이 작용하여 단백질을 분해한다.

위에서 소화 작용을 거친 음식물은 소장으로 들어간다.

소장에 들어간 음식물은 췌장에서 분비된 췌장액과 간에서 분비된 담즙과 섞인다.

이 소화액은 많은 양의 중탄산나트륨을 함유하고 있다. 이 많은 양의 중탄산나트륨은 위에서 위액 때문에 산성이 되어있던 음식물을 중화시켜 중성으로 만든다.

췌장액 중에는 여러 종류의 효소가 많이 들어 있다. 소장도 다량의 효소를 함유한 소화액을 스스로 분비한다. 이들 효소의 작용으로 탄수화물(녹말), 지방, 단백질 등이 모두 잘게 분해되는 것이다. 즉 탄수화물은 글루코스의 작은 당으로, 단백질은 아미노산으로 분해되며, 지방은 지방산으로 잘라진다.

이렇게 분해되어 입〉위〉소장으로 소화 작용을 거친 음식물은 영양소를 분해 되어 소장내의 수많은 기관 돌기에서 흡수된다. 이렇게 음식물은 체내 효소의 도움 없이는 소화되지 않고 영양소로 흡수되지도 못한다.

체내효소의 또 다른 일은 음식물에서 소화 흡수된 영양물에서 우리가 살아가기 위해 필요한 에너지나 몸 세포 근육 등 몸을 만드는 재료를 만드는 일이다.

체내 효소에 의한 대사 기능

체내효소의 또 다른 일은 음식물에서 소화 흡수된 영양물에서 우리가 살아가기 위해 필요한 에너지나 몸 세포 근육 등 몸을 만드는 재료를 만드는 대사활동이다.

몸을 움직인다는 것은 살아있다는 증거이다. 움직이는 일의 대표적인 것은 몸속 근육일 것이다. 인체에서 모세혈관이 가장 많이 분포되어 있는 손이나 발의 근육을 살펴보자.

근육을 수축하거나 이완하는 일은 가늘고 긴 세포에 붙어있는 근원섬유라는 것이다. 이 근원섬유를 '미오신' 이라는 효소가 만들고 있다. 또 뇌에서 내려온 명령이 신경을 거쳐 근육으로 전달되는데, 여기서도 효소가 중요한 역할을 한다.

자연환경을 지키는 인공 효소

효소는 세제나 약에 들어가 인간에게 도움을 주고 있다. 효소는 열에 약하다. 이 단점을 보안한 효소가 인공효소이다. 더불어 인공효소는 모양은 효소와 같지만 단백질이 없다. 우리 일상생활에 도움을 주는 효소 중 빨래 속의 때를 빼주는 세제 효소가 있다. 옷깃에 낀 때의 주요 성분은 지방과 단백질이다. 지방분해 효소인 계면 황활제와 단백질 가수분해효소를 응용해서 사용하고 있다.

효소는 물과 공기도 맑게 할 수 있다. 쓰레기 소각장이나 공장 등에서 유독 물질이 많이 생긴다. 이 오염물질을 정화하는 일을 효소가 맡고 있다.

필자는 5년 전 몇 개 마을을 정비해서 만든 경기도 남양주시 소재 미니 신도시에 이사해서 살고 있다. 인근에 산과 하천을 끼고 있는, 한산하고 공기 좋은 곳에서 살고 싶어서다. 그런데 이 아파트 바로 옆에 쓰레기 집하장이 있다. 신도시 주변 아파트에서 버려지는 음식쓰레기, 일반쓰레기를 땅 속 관을 통해 첨단기술로 모아 한 곳에 모이는 곳이다. 처음 한동안 고약한 냄새로 고생했다. 입주민 민원도 심해지고 시와 협의하여 주변에 큰 나무도 심어보았으나 허사였다. 결국 설치비용이 많이 들었지만 효소를 활용한 공법으로 냄새 문제가 해결되었다. 또 동물의 사체, 낙엽 등은 시간이 지나면 저절로 썩어 흙이 되는 것처럼 보인다. 이것은 박테리아나 곰팡이에 의해 죽은 동식물이 서서히 분해되기 때문이다. 그러나 그 곰팡이와 박테리아 속에 있는 효소가 촉매 작용을 해야만 분해가 가능한 것이다. 예를 보듯이 효소는 환경 정화에도 많이 이용되고 있다. 만약 분해효소가 존재하지 않으면 우리가 살고 있는 지구는 어떤 모습이 될까 상상해 보라.

　그러나 불행하게도 비닐, 플라스틱 등의 화학제품은 분해할 수 있는 효소가 아직 존재하지 않는다는 점이다.

효소의 필요성과 식습관

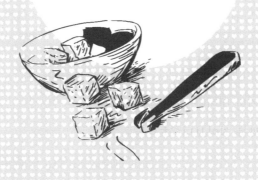

효소의 필요성

필자는 길을 걸을 때 가게 광고 간판을 유심히 살펴본다. 특히 일본어가 섞인 간판은 좀 더 살펴보며 의미를 생각하고 웃기도 한다. 또 잘못 표기된 단어는 음식점 주인에게 알려주기도 한다.

한번은 노원구의 먹자골목에서 우연히 '호르몬 야끼' 라는 간판을 보았다. 다가가서 자세히 보니 일본어로, '어서 오십시오 .건강에 좋은 소 내장구이입니다.' 즉, 야끼는 '구이' 라는 뜻이고, 장의 의미를 호르몬으로 표기한 것이다. 호르몬, 호르몬…… 왜 호르몬이 내장일까?

학생백과를 찾아보니 '호르몬은 우리 몸의 각 기능을 정상적인 상태로 유지시켜 주고 키를 자라게 하거나 남성과 여성의 성적 특징을 드러나게 하는 것.' 또, '호르몬은 우리 몸의 한 부분에서 분비되어 혈액을 타고 표적기관으로 이동하는 일종의 화학물질이며, 표적기관에 도착한 호르몬은 세포내부 또는 외부에 위치하는 수용체와 결합하여 작용을 한다.' 라고 풀이되어 있다.

'기능 유지', '화학물질', '세포 수용 체와 결합 작용' 등의 말은 효소의 역할과도 비슷한 내용이 아닌가 싶다. 그렇다면, '내장은 소화를 돕는다는 것이 아닌가?' 라는 추측까지 연상되었다.

동물이나 물고기의 내장에는 소화 효소가 풍부하다고 한다. 그래서 맹수들은 본능적으로 사냥한 먹이 감의 내장부터 먹는 것일까?

음식물의 소화단계는 전장에서 설명했지만 효소의 필요성을 중심으로 좀더 자세히 살펴보자.

우리 몸에서 효소를 가장 많이 생산하고 분비하는 기관은 췌장이다.

이 췌장은 위와 소장을 연결하는 부위인 십이지장에 단백질과 지방, 탄수화물을 분해하는 소화 효소를 내보낸다. 이 때문에 십이지장이 약한 사람은 이 소화액에 견디지 못하여 십이지장 염, 궤양 등의 질병에 시달린다. 소장으로 이동한 음식물은 췌장에서 분비된 소화 효소인 단백질 분해 효소 트립신, 지방 분해 효소 리파아제, 탄수화물 분해 효소 아밀라아제, 그리고 담낭(쓸개), 간장에서 나온 분비액과 섞여 영양소로 미세하게 분해된다. 담낭은 간에서 분비되는 이자액을 잠시 보관하는 창고 역할을 한다. 이처럼 소장은 위보다 많은 소화활동을 하고 대부분의 영양소를 흡수하고 우리 몸의 각 기관으로 분배하고 있다.

인체가 이용할 수 있는 크기의 영양소, 최종 분자 단위로 분해된 영양소는 소장에서 흡수되어 간을 거쳐 혈액과 림프관을 타고 온몸으로 전달된다.

또, 우리 몸에서 영양을 흡수하는 세포는 소장에만 있다. 그 소장의 길이는 7미터 정도인데 그 소장 내벽에는 수많은 돌기들이 있고 이 돌기들은 영양흡수 세포들로 구성되어 있다. 무려 5천개가 넘는 영양 흡수 세포로 이루어진 돌기는 음식물에 들어있던 대부분의 영양소를 이처럼 소장에서 혈관으로 흡수한다. 이 때 소화되지 않고 남은 잔류물은 대장으로 이동된다.

　대장에서는 주로 수분과 전해액이 흡수되며 그 나머지 남은 잔류물은 배설 때까지 대장에 머무른다. 대장에는 수백 종, 수백 조의 세균들이 있는데 이 세균의 질이 그 사람의 건강상태를 좌우한다고 해도 무리는 아닐 것이다. 즉 유산균 비피더스균 등 유익균이 많으면 건강하고, 대장균 부패균 등 많으면 병이 된다. 그러나 그 균형이 한쪽으로 치우쳐도 몸에 이상이 생길 수 있다. 좀더 자세한 내용은 다음 장에서 설명하겠다. 요약하면 입으로 들어간 음식물은 입과, 위, 십이지장, 소장을 거쳐 분해, 소화된 후 영양소로 바뀌어 혈액 속으로 흡수된다. 그리고 소화되지 않고 남은 잔류물은 대장에서 유익균과 유해균에 의해 발효와 부패 과정을 거치게 되며, 입에서부터 24시간 여행을 마치고 배설물이 되어 몸 밖으로 배출되는 것이다. 이 모든 과정에 절대적으로 기여하는 물질이 다름 아닌 효소이다.

좋은 식습관과 효소

우리 주제인 효소에 포커스를 맞추었을 때, 좋은 식습관은 어떤 것일까? 필자의 생각으로는 그 답은 익히지 않은 음식 즉 생식이다.

우선 육식 동물에서 그 답을 살펴보자. 앞에서도 언급했듯이 동물의 내장에는 소화효소가 풍부하다. 그러나 내장효소만으로는 충분히 먹이가 소화될 수 없을 것이다. 먼저 악어의 예를 살펴보자. 우리가 어릴 때부터 즐겨보았던 '동물의 왕국'에서 악어는 대개 따뜻한 늪지에서 가끔 눈만 꿈벅거리며 엎드려 있는 모습을 자주 보았다. 그것은 자신의 무게보다 몇 배도 넘는 사냥감을 통째로 삼키고 소화를 시키는 것이라고 한다.

고래의 위 속에서 수십 마리의 물개가 통째로 발견되기도 하고, 커다란 뱀은 살아있는 사슴, 돼지, 심지어 악어와 같은 큰 먹이를 통째로 삼키기도 한다고 한다. 과연 어떻게 소화될까? 그 답은 효소이다.

산채로 삼켜진 먹이에는 그 몸속에 충분한 소화 효소가 존재하기 때문이다. 다시 말하면 삼켜진 먹이에 존재하고 있는 소화효소들이 스스로 자신의 몸을 분해하여 포식자의 소화를 돕는 것이다. 그 시간을 악어와 고래, 뱀은 우리 인간처럼 소화를 돕는 운동은 하지 않고 기다리는 것이다. 그리고 부족할 때 아껴둔 자신의 소화효소를 분비하여 사용하는 것이다.

더더욱 동물들은 익혀먹는 방법을 모른다.

그렇다면 우리는 어떨까?

우리 인체 내에서 효소 없이는 어떠한 소화활동, 대사활동이 일어나지 않는다. 탄수화물, 지방, 단백질은 물론이고 비타민도 미네랄도 효소 없이는 어떤 일도 할 수 없다. 효소야 말로 우리 인간의 생명활동을 가능하게 하는 물질인 것이다. 사람 몸속에는 약 3,000종의 효소가 있는 것으로 확인되고 있다. 그리고 앞에서 언급했듯이 살아있는 모든 식물과 동물의 몸속에는 효소가 존재한다. 식물효소를 이용하는 동물의 예를 들어보자. 1톤 이상 몸무게를 자랑하는 코끼리는 풀만 먹고 수십 년을 건강하게 살아간다. 더구나 하루 먹는 풀의 양이 수백 킬로그램이라고 한다. 그 많은 풀을 스스로 소화 시키고 있을가? 아니다. 그 식물 속에 존재하는 소화효소의 도움으로 소화활동을 하고 그 에너지로 살아가는 것이다. 힘의 대명사인 우랑우탄은 어떤가? 우랑우탄도 식물만 먹고 그 힘을 자랑하는 것이다 . 위의 사실에서 보듯이 동, 식물에는 소화효소가 가득하다. 또 대부분의 동물들은 먹이 속에 들어있는 소화효소를 사용하는 지혜를 가지고 있다. 우리도 우리가 먹는 육류와 채소와 과일 해산물 등에서 그식품들이 갖고 있는 효소를 사용하면 우리 몸속의 효소의 소비를 줄일 수 있다. 우리도 이러한 동물들의 지혜를 떠올리며 체외효소의 섭취에 집중해야 한다. 이와 같이 우리 인간들도 생식을 한다면 음식물에서 많은 소화효소의 도움을 받을 수 있을 것이다. 필자는 인체 내의 효소와 구별하기 위해 섭취하는 동식물, 해조류 등에 음식에 포함되어 있는 효소를 체외효소라고 부르고 있다.

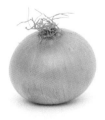

체외 효소가 없는 잘못된 식생활

　우선 효소가 없거나 적은 식품들을 살펴보자. 효소는 섭씨 50도를 전후로 소멸한다고 한다. 인구의 폭발과 수명 연장 때문인지 요즘은 대량생산 대량유통의 시대라고 한다. 특히 장기 보관이 필요하다. 장기보관의 필요성 때문에 부패방지가 필수이다. 부패를 막으려면 부패균을 없애야 한다. 가장 손쉬운 방법은 고온 살균이다. 그러나 먹거리를 고온으로 살균하면 먹거리에 효소는 줄어 없어진다. 특히 일상적으로 즐겨먹는 인스턴트 식품, 패스트푸드, 청량음료, 기름에 튀긴 과자류 등 식품에는 효소가 존재하지 않는다. 왜냐하면 오늘 날 현대인이 섭취하는 대부분의 먹거리는 대량생산, 대량유통이 될 수밖에 없는 시스템으로 공급되고 있기 때문이다. 효소가 없거나 줄어들면 우리 몸 안의 소화효소만 사용하여야 한다. 그러면 대사효소가 부족해진다. 대사효소가 부족하면 면역력이 떨어지고 질병에 걸리기 쉽다.

　식품에 효소가 없으면 영양은 물론 소화부터 잘 되지 않는다. 예를 들어, 오늘 점심식사를 동물성 지방으로 과식해버렸다면 충분히 분해,

소화되지 않은 동물성 단백질 잔류물은 장내 유해균에 의해 부패되고 장 속에 다량의 가스와 독소를 만들었고, 그 독소는 혈액을 타고 온 몸을 돌아서 몸의 여러 부위에 축적되었을 것이다. 또 배설되지 못한 소화 잔류물의 일부는 대장 속에 그대로 남아 장벽에 붙어서 숙변으로 존재하고 있을 것이다. 이 모든 것이 소화효소의 부족과 흡수의 부족에서 비롯된 현상이다. 중장년층의 체내 효소 절대량은 오랫동안 계속된 잘못된 식습관 즉 효소가 부족한 식습관으로 인해 지금까지 상당량 감소해 있는데, 오늘 섭취한 지방질의 조리된 음식물이 효소 절대량의 감소를 더욱 진행시킨 것이다.

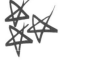

첫째, 우리는 효소가 충분히 함유된 생식을 해야 한다.

효소가 풍부한 야채, 과일, 해조물 등을 일상적으로, 가급적 많이 섭취해야 한다.

둘째, 부족한 효소를 효소발효액이나 효소 쥬스, 효소 스무디 등으로 보충해야 한다.

셋째, 좋은 식습관을 가져야 한다.

넷째, 하루에 얼마만이라도 우리 몸속의 장기를 쉬게 해야 한다.

가급적 생식을 해야 한다. 그러면 독자들은 반문할 것이다. 어떻게? 이 바쁜 현대생활에서? 그렇다. 최선이 아니면 차선책이라도 생각하며 살아보자는 뜻이다. 만약 조리된 육류를 섭취할 수밖에 없는 경우가 생기더라도, 고기나 조리된 음식은 가급적 소량만 섭취하고 고기 양의 두 배 이상의 신선한 채소와 해조류를 함께 섭취해야 한다. 단, 과일은 식전, 식후 1시간이상 간격을 두고 먹는 것이 좋다. 그렇게 하면 채소 속에 함유된 효소도 함께 섭취했기 때문에 체내 효소의 소비량도 줄어든다. 그리고 이 음식물을 오래 씹어 삼키면 소화 효소 절약에도 큰 도움이 된다. 밥도 오래 씹으면 단맛이 난다. 이 경우 잘 분해되어서 소화된 영양소인 당은 활동하는 에너지로 변환되고, 단백질은 분해되어 아미노산으로 바뀌어 새롭고 건강한 세포를 만드는 영양소로 사용되었을 것이다. 우리 밥상의 대부분의 음식물은 가공된 음식물로 차려지고 있다. 탄수화물 지방 단백질은 충분하지만 그것을 분해해서 영양소를 만들어 에너지로 만들고 새로운 세포를 만드는 일꾼, 즉 비타민 미네랄을 비롯하여 효소가 절대적으로 부족하다. 효소는 없고 칼로리만 높은 음식물만을 섭취하면 우리 몸은 과체중이 된다. 그러면 질병에도 취약하게 되며, 노화도 빨리 진행된다. 따라서 우리는 효소가 가득히 함유된 생식이 많은 식탁으로 바꿔가야 한다. 그러면 우리는 건강한 생활을 영위할 수 있을 것이다.

예를 들어, 오늘 점심식사를 동물성 지방으로 과식해버렸다면 충분히 분해, 소화되지 않은 동물성 단백질 잔류물은 장내 유해균에 의해 부패되고 장 속에 다량의 가스와 독소를 만들었고, 그 독소는 혈액을 타고 온 몸을 돌아서 몸의 여러 부위에 축적되었을 것이다. 또 배설되지 못한 소화 잔류물의 일부는 대장 속에 그대로 남아 장벽에 붙어서 숙변으로 존재하고 있을 것이다. 이 모든 것이 소화효소의 부족에서 비롯된 현상이다. 중장년층의 체내 효소 절대량은 오랫동안 계속된 잘못된 식습관 즉 효소가 부족한 식습관으로 인해 지금까지 상당량 감소해 있는데, 오늘 섭취한 지방질의 조리된 음식물이 효소 절대량의 감소를 더욱 진행시킨 것이다. 다음 두 가지에 대한 내용은 다음 장에서 부연하여 설명하고자 한다.

'부족한 효소를 효소발효액 효소 주스 등으로 보충해야 한다.'

'하루에 얼마만이라도 우리 몸속의 장기를 쉬게 하자.'

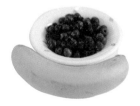

4

효소와 건강

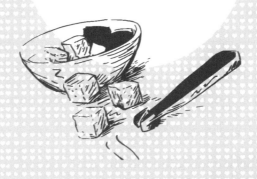

효소와 질병

질병에 대해 '학생백과'를 찾아보면, 질병이란 심신의 전체 또는 일부가 일차적 또는 계속적으로 장애를 일으켜서 정상적인 기능을 할 수 없는 상태로, 감염성 질환과 비감염성 질환으로 나눌 수 있다. 감염성 질환은 바이러스, 세균, 곰팡이, 기생충과 같이 질병을 일으키는 병원체가 동물이나 인간에게 전파, 침입하여 질환을 일으킨다.

반면, 비감염성 질환은 고혈압이나 당뇨와 같이 병원체 없이 일어날 수 있고 발현기간이 길다. 비감염성 질환의 원인은 명백히 밝혀지지 않는 경우가 많으며 여러 가지 위험인자가 복합적으로 질환을 유발시키는데 관여하는 것으로 알려져 있다.

필자의 경우, 발현기간이 길고 명백히 원인이 밝혀지지 않는 질환, 특히 여러 가지 위험인자가 복합적으로 질환을 유발시키는데 관여하는 것으로 알려져 있는 고혈압 당뇨 등과 같은 비감염성 질환의 예방법에 관심을 두고 서술하고자 한다.

고대 의학의 대부 히포크라테스는 병이란 음식을 조리해 먹으면서 과식과 함께 유발된다고 했다. 이것은 익힌 음식 그리고 과식이 건강에 좋지 않다는 것을 암시하고 있다. 곧 , 불에 태우거나 구운 음식에는 인체에 가장 중요한 효소가 없음을 알고 말하는 것이라고 생각할 수 있다. 물론 그 당시에는 효소라는 개념은 없었을 것이다.

또 50여 년 동안 효소를 연구한 미국의 에드워드 하웰 박사는 1985년 그의 저서 `효소 영양학`에서 다음과 같이 서술하고 있다.

'효소의 부족이 질병의 원인이며 수명은 인체 내 효소의 절대량에 좌우된다.'

우리 몸에서 생성되는 효소는 필요한 만큼의충분한 양이 우리 몸 안에서 무한정으로 계속 생성되는 것이 아니다. 하웰 박사는 우리 인체가 태생적으로 보유하는 인체 내 효소의 절대량은 한정되어 있으며 이것을 잠재효소라고 표현하고 있다. 여기서 하웰 박사는 소화효소와 대사효소를 통틀어 잠재효소라고 표현하는 것 같다.

소화효소는 음식물의 소화에 사용되고, 대사효소는 영양소를 변환해서 에너지를 생성하고 세포를 만드는데 사용되며, 또 인체 내의 면역 기능을 유지하는 데 사용된다.

앞장에서 언급했듯이 인간의 체내 효소는 그 작용에 따라 소화 효소와 대사효소로 나눌 수 있다. 소화 효소란 우리 몸속의 효소가 음식물의 영양소를 인체 속으로 흡수할 수 있는 형태로 분해하는 작용을 하는 효소이다. 즉, 탄수화물을 분해하는 효소, 단백질을 분해하는 효소,

그리고 지방을 분해하는 효소들이 있다.

반면에 대사 효소는 인체에서 만들어지는 효소와 더불어 섭취한 영양소를 이용하여 인체에 필요한 에너지를 만들거나 살아가기 위해 필요한 인체의 여러 기능이나 작용을 한다. 즉, 인체를 만들고, 면역 기능을 높이고, 병을 예방하고 치료하고, 움직이고 생각하는 뇌의 활동이나 신경 활동 등 모든 생명 활동에 사용되는 효소를 말한다.

이렇듯이 우리가 섭취한 음식물에 (체외)효소가 충분히 들어있으면 인체 내에 저장된 잠재효소(소화효소와 대사효소)의 사용량은 절약될 수 있다. 그러나 음식물이 불에 가열되어 조리된 것이거나 공장에서 멸균처리 되어 대량으로 생산된 가공식품이라면 그 안에 효소가 존재하지 않기 때문에 인체 내의 잠재효소만으로 소화활동이 이루어져야 한다. 그리고 인체 내의 소화효소마저도 부족한 상황이 되면 이번에는 대사효소가 분비되어 소화효소를 돕는다. 그러나 효소의 생산은 한정되어 있기 때문에 소화효소가 부족해서 대사효소를 계속 가져다 사용하면 대사효소는 사용량이 줄어들게 된다. 정상적인 인체 내에서 약 100개조에 달하는 세포가 끊임없이 대사 작용으로 계속 새롭게 태어나고 있다. 그러나 대사효소가 부족하게 되면 인체는 단백질 합성으로 새로운 세포를 계속 만드는 작업을 감당할 수 없게 된다. 더구나 대사효소의 부족현상이 계속되면 정상세포를 공격하는 몸 속의 활성산소를 제거하지 못하고, 이물질과 독성성분을 몸 밖으로 배출하는 능력도 떨어지게 된다. 즉 우리 인체는 대사효소의 부족으로 인체의 면역기능이 떨어지며 신진대사도 원활하지 못해 몸은 질병에 취약해지고 수명

역시 단축되는 것이다. 최근 의학계의 연구보고에 의하면 효소가 함유
되지 않은 음식물만 섭취했을 경우, 주어진 수명의 3분의 1밖에 살 수
없다고 한다. 따라서 효소야말로 인간의 수명을 본질적으로 좌우하는
중요한 물질인 것이다.

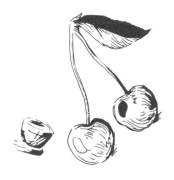

현재 인체 내의 대사효소는 3000여종으로 확인되고 있다고 한다.

대사효소는 소장에서 흡수된 영양소가 혈액을 통해 온몸에 공급되고 단백질이 분해되어 생성된 아미노산을 여러 가지 조합으로 합성해서 인체 각 부위의 세포를 새롭게 만든다.

이 대사효소는 심장과 뇌, 폐, 신장, 혈액 등 인체의 모든 부분에 존재하고 있으며 우리 몸을 정상적으로 유지하고 노화를 방지하며, 병과 상처로부터 회복시키는 역할을 한다. 그런데 이 대사효소의 활동을 방해하는 것이 활성산소이며 이 활성산소는 자동차를 움직이는 에너지원인 휘발유의 찌꺼기인 배기가스 같은 존재로 우리 인체에서 계륵 같은 존재로 볼 수 있다.

좀 더 부연해서 설명하면, 우리 면역세포는 이물질이 몸 안으로 들어오면 그 이물질로부터 신체를 지키기 위해 전신의 면역세포가 출동하여 침입한 이물질을 분해, 배설하려는 기능이 있다. 이 이물질을 먹는 식세포는 활성산소를 만들어 자신의 세포내에 있는 이물질을 녹인다. 즉 활성산소의 이로운 점은 신체의 방위하는 불가결하고 중요한 역할을 가진 물질이다. 그러나 지나치게 많이 생성되면, 그 과잉분이 식세포 밖으로 유출되어 신체의 정상조직까지 파괴하게 된다.

이런 활성산소는 인체의 대사활동 중에 소비하는 총 산소량의 3%내외의 양으로 만들어지며, 우리 몸의 에너지 대사의 활성화와 혈액내의 독성물질 연소 등의 역할을 수행한다. 그러나 활성산소가 과잉 생산되면 체내의 지방과 결합하여 과산화지질을 만드는 독성물질로도 작용하게 된다. 또 활성산소는 세포의 노화와 DNA의 변형을 일으키고, 혈관 벽에 상처를 내는 등 여러 가지 질병을 일으키고 주요 발암물질이 된다.

그런데 항산화 물질이나 효소들이 활성산소를 제거함으로써 독성으로부터 세포를 방어하는 역할을 한다.

대사효소는 소장에서 흡수된 영양소가 보조효소인 미네랄과 비타민의 도움을 받아 이 과정의 역할을 수행하고 있다. 정상적인 성인의 체내 세포는 약 100조 개로 추정된다. 그런데 이 세포는 매일 2조 개씩 소멸하고 그만큼의 새로운 세포가 생성되고 있다고 한다. 그러나 대사효소가 부족하면 새롭고 건강한 세포가 정상적으로 만들어지지 않는다. 효소가 부족하면 당장 소화불량부터 생길 것이다.

효소 생산 능력과 장수

　노화와 질병은 효소 생산 능력의 저하에 따른 효소 부족이 원인이다.

　닭이 먼저냐? 달걀이 먼저냐? 처럼 어리 섞은 질문도 없겠으나, 효소가 부족해서 병에 걸렸는지, 병에 걸려서 효소가 부족하게 되었는지 상식적인 답은 얻기 어렵다. 그러나 효소영양학 측면에서 보면 효소의 양이 감소하였기 때문에 병에 걸리는 것으로 간주될 수 있다..

　건강하게 오래 살려면 외부로부터 효소를 충분히 보급해서 체내 소화효소의 분비를 최대한 적게 하여 인체 내의 효소를 아껴 보존하는 것이다. 따라서 신선한 계절 채소와 과일을 충분히 섭취하고, 효소 보조식품을 식사 때마다 함께 먹으면 장수 할 수 있다. 또 동물성 지방과 단백질을 적게 먹고 과식을 삼가면 수명은 늘어 난다. 거기에 잠을 충분히 자면 더 장수할 수 있다. 왜냐하면 잠을 충분히 자면 수면기간 중에 소화효소의 소모를 줄일 수 있고 대사효소의 활동시간을 충분히 확보하기 때문이다.

체력이 떨어지고 노쇠해지며 질병에 약해지는 것은 인체 내의 효소 생성 능력이 저하되고 고갈되어 가기 때문이다. 미국 시카고 마이켈리스 병원의 메이어 박사의 연구에 의하면, 사람의 타액 속에 분비되는 아밀라아제 효소의 양을 살펴보니, 젊은 사람이 69세 이상의 노인에 비해 30배가 많은 것으로 조사됐다고 한다. 이처럼 인체 내의 효소의 양은 나이가 들면서 급감하게 된다. 과식과 폭식, 동물성 단백질과 지방의 과다 섭취, 기름과 설탕의 무절제한 섭취는 인체 내 효소 절대량의 감소를 촉진하게 되며 나이가 들면 인체 효소의 부족으로 인해 면역력이 결핍되고 병약한 체질로 변하는 것이다. 또 밤에는 위를 비워줘야 한다.

미국 하버드대학의 연구결과를 참고하며, 과식과 폭식, 동물성 단백질과 지방의 과다 섭취에 대해 좀 더 설명을 하고자 한다.

먼저 육류 섭취를 살펴보자. 고기 자체는 당뇨나 암 등의 발병과 상관관계가 적다고 한다.

우리 몸의 세포를 만드는 단백질의 공급원인 육류는 몸무게 1kg에 1g만 섭취하면 된다고 한다. 예를 들어 체중이 60kg인 사람은 하루에 60g의 단백질을 섭취하면 충분하다. 그러나 우리 몸에 필요한 단백질은 육류에만 있는 것이 아니다. 대개 계란 1개에도 60g의 단백질이 포함되어 있고, 곡류, 채소 등에도 소량의 단백질이 포함되어 있다. 그래서 문제는 과다섭취다. 가끔이라도 한꺼번에 많은 양의 육류를 섭취해도 대장암 발병률이 높다고 한다. 참고로 고기를 많이 먹는 미국인보다 한국인이 대장암 발병률이 높은 것은 무엇 때문일까? 아마도 지방이 많이 섞인 육류를 많이 섭취하기 때문일 것이다.

지인 중 한명인 J씨는 얼마 전 담도 암 진단을 받고 수술했다. 다행히 다른 장기에 전이는 되지 않아 천만다행이었다. 그런데 그는 원래 술을 좋아했다. 그래서 주치의에게 술을 마시면 큰 문제가 생기느냐고 진지하게 물었다. 주치의는 하루 2잔, 적어도 반병이상은 안된다고 했다. 그러자 J씨는 곰곰이 생각하더니 그러면 모아서 1주일에 한번 2병쯤 먹으면 안되느냐고 물었다고 한다.

주치의는 뭐라고 대답했을까? 독자들의 상상에 맡긴다. 더 큰 문제는 늦은 시간의 저녁식사와 과식이다. 인체에서 면역 활동과 약해진 내장 기관의 보수를 맡은 대사효소는 잠잘 때 활동한다. 효소영양학적 관점에서 볼 때, 밤 8시부터 다음날 새벽 4시까지가 주요 활동시간이라고 한다. 때문에 늦은 밤에 식사를 하고 게다가 지방질이 많은 육류를 포함해 과식을 하면 대사활동이 어려워 질병에 노출되기 쉽다고 한다. 즉 소화효소의 과다사용으로 대사활동이 약해지기 때문이다.

음식물의 소화에 사용되는 효소, 병에 걸렸을 때 치료 역할을 하는 효소, 숨을 쉴 때마다 체내에 잔류하는 활성산소를 퇴치하는 효소, 움직이고 말하는 등의 인체 활동을 위한 효소는 한시도 쉬지 않고 우리 몸속에서 활동하고 있다.

따라서 한정된 양의 효소를 조기에 사용해 버리느냐, 잘 유지하면서 소중하게 아껴 사용하느냐에 따라 우리의 건강과 장수가 좌우되는 것이다.

효소와 노화예방

　사람은 나이가 들면 늙어가는 것을 피할 수 없다. 사람이 늙어가는 것 곧 노화의 원인에 대해서는 여러 가지 학설이 있다.

　하지만 근래 들어서는 효소의 존재가 노화와 중요한 관계가 있다고 보며 효소 부족이 제일 큰 원인으로 보고 있다. 즉, 노화는 인체가 보유하고 있는 잠재효소의 절대량이 감소되어 일어나는 것으로, 인체 내 효소의 과다소모가 원인이라는 것이다. 이는 효소영양학에 근거한 학설이다. 이 학설에 의하면 노화는 피할 수 없지만 빠른 진행은 막을 수 있다고 본다.

　'후지모토 다이사브로의 효소건강법' 에서, 노화 예방 8원칙, 효소가 부족할 때 일어나는 증상, 인체의 질병을 독자들에게 많은 도움이 되기를 바라며 원문대로 인용해 기술한다.

노화 예방 8원칙

❶ 생채소와 과일 등 매일 효소가 풍부한 음식물을 섭취할 것.

❷ 노화를 유발하는 가열식, 가공식품, 흰 설탕(과자류도 포함), 산화된 기름, 트랜스 지방, 육류, 계란 등의 과식을 피할 것.

❸ 잠자는 동안에는 효소의 활동을 멈춰 소모를 줄일 수 있으므로 충분한 수면을 취할 것.

❹ 수면 전 3시간 동안에는 음식물을 섭취하지 말고 꼭 먹어야 한다면 소화가 잘되는 바나나 등을 소량 섭취할 것.

❺ 효소 기능성 식품을 매 식사 때와 취침전에 섭취할 것.

❻ 매일 충분히 걷는 등 적당한 운동으로 땀을 흘릴 것.

❼ 하루 두세 번 양질의 배설을 할 것.

❽ 스트레스를 쌓아두지 않을 것.

노화를 예방하기 위해서 천연 호르몬이나 SOD식품, 비타민, 미네랄, 파이토 케미컬 등을 섭취해도 좋지만 가장 이상적인 것은 효소 기능성 식품과 생식이다.

효소가 노화예방에 가장 좋은 이유 중에 하나는 효소가 매우 강력한 항산화물질이기 때문이다. 따라서 젊어서부터 효소 복용을 생활화한다면 누구나 노화를 지연시키면서 건강한 삶을 영위할 수 있을 것이다.

효소가 부족할 때 일어나는 증상

❶ 식후의 졸림 증상, 트림과 많은 가스

❷ 복부팽만, 복부경련

❸ 위통, 체기, 토기, 위의 불쾌감

❹ 설사, 변비, 배설물의 악취

❺ 식후의 권태감

❻ 식물 알레르기, 아토피, 천식

❼ 명치 언저리가 아픈 현상(흉통)

❽ 어지럼증, 피부가 거칠어지는 증상

❾ 생리통, 생리 불순

❿ 어깨 통증, 두통, 불면증

⓫ 치질

효소 부족으로 일어나는 인체의 질병

❶ 급성 또는 만성 위염
❷ 급성 또는 만성 대장염
❸ 급성 또는 만성 췌장염
❹ 급성 또는 만성 담낭담관염
❺ 위산감소증
❻ 방광염
❼ 역류성 식도염
❽ 부정맥
❾ 동맥경화
❿ 메니엘병
⓫ 비염(화분증)
⓬ 치핵
⓭ 류머티즘
⓮ 천식
⓯ 백내장
⓰ 불임증
⓱ 입덧
⓲ 난소낭종
⓳ 암

감염성 질환의 원인은 명백히 밝혀지지 않는 경우가 많으며 여러 가지 위험인자가 복합적으로 질환을 유발시키는데 관여하는 것으로 알려져 있다. 가열하거나 멸균 처리한 음식물에는 효소가 없기 때문에 이런 음식물만 섭취하면 인체 내의 효소만을 과도하게 소모해야 한다. 이 때 두드러지게 나타나는 현상이 소화불량이다. 또 대사활동 효소가 대량 소비되어 인체의 면역력도 현저히 저하될 수 있다.

장내 환경과 건강

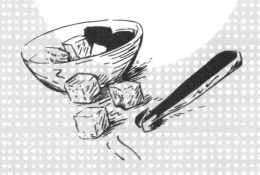

장의 기능

　필자는 효소를 연구하며, 우리가 건강하게 살려면 한마디로 '장을 튼튼하고 청결하게 해야 하겠구나.' 라는 생각을 하게 되었다. 왜냐하면 장이 우리 몸 전체의 건강을 결정하기 때문이다. 동양인의 장은 길이가 10m정도이고 서양인의 장은 7m정도라고 한다. 길이의 차이는 뒷장에서 다시 설명하겠지만 오랜 식습관의 차이라고 볼 수 있다.

　장의 기능에 이상이 생기면 몸의 다른 기관에도 즉시 영향을 미친다. 장은 흡수된 영양분을 심장, 폐, 간 등 인체의 각 부분으로 공급하기 때문이다. 또 장의 기능을 살리려면 미생물이 살 수 있는 환경을 만들어줘야 한다. 그러므로 우리 몸의 면역력을 강화하고 장내 유익균을 증식시키기 위해 채소와 버섯, 곡물류를 많이 섭취하여 체외 효소, 비타민, 미네랄, 특히 식이 섬유를 충분히 섭취해서 장을 건강하게 유지해야 한다. 또 장벽에 유익균이 많이 서식할 수 있는 환경을 만들어줘야 한다. 많은 의학자들은 장내에서 유익균, 중간균, 유해균의 비율이 균형을 이룰 때 면역력이 극대화된다고 한다. 즉 장내균이 일정하게 유지되어야 장이 건강하다는 것이다.

장의 기능을 좀 더 세분하여 기술하면 다음과 같다.

1) 장은 식품의 성분이나 화학물질을 감지하는 기능이 있다.

음식물이 위로 들어오는 것을 감지하고 미리 장의 운동을 촉진시킨다.

2) 소장 내벽 상피 세포막에는 영양소를 운반하는 단백질이 있는데 이 단백질은 각각의 영양소를 스스로 구분하고 인식해서 소장 벽을 통해 혈관과 림프관으로 운반한다.

3) 장으로 들어오는 음식물의 성분을 인식하고 췌장과 간장, 담낭 등의 내장기관에 신호를 보내 소화액을 분비시킨다.

4) 섭취한 음식물에 유해물질이 들어있으면 장은 많은 양의 물을 분비해서 유해물질을 몸 밖으로 배출시킨다.

유산균과 식이섬유

유익균 중에는 유산균이 중요한 역할을 차지한다. 유산균은 우리 몸의 면역력을 강화시킨다. 또 장벽에 붙어 활동하며 장에 흡수되지 않아 부작용이 적다. 시중에는 수많은 유산균 제품이 판매되고 있다. 그러나 필자는 첨가물이 섞인 가공식품보다는 집에서 유산균을 만들어 먹기를 권한다.

식이섬유는 장에서 중요한 기능을 담당한다. 즉 분해되지 않고 흡수되지 않은 남은 잔류물과 세균의 시체들을 몸 밖으로 배출하는 기능이 있다.

그러므로 식이섬유는 우리 식생활에서 중요하며 몇 가지 필요한 이유를 나열해 본다.

1) 식이섬유는 분해되지 않고 남아있는 잔류물과 세균의 시체를 함께 몸 밖으로 배출하는 기능이 있다.
2) 육식이나 백미, 빵, 껍질 없는 과일, 식이섬유 등이 부족하면 변비

의 원인이 된다. 대장의 벽은 울퉁불퉁하여 입자가 거친 잔류물은 잘 밀어내지만 그렇지 않은 잔류물은 쉽게 밀어내지 못해 변비를 불러온다. 특히 육류의 과다섭취는 장내 유해가스 및 유해물질을 발생시킨다. 이들 유해물질은 장에서 간으로 운반되어 저장되며 전신에 영향을 미쳐 우리 몸을 병들게 한다.

3) 식이 섬유가 풍부한 식품으로는 각종 곡물과 고구마 같은 뿌리 식물, 해조류 등이 있다.

4) 식이섬유는 장의 청소부와 같다. 식이섬유를 많이 섭취하면 배변량도 늘어난다. 배변량이 늘면 장내 부패균이 줄고 유익균이 늘어나 장내 세균이 정상화된다. 그래서 장벽이 깨끗해지고 영양소의 흡수가 용이하게 된다.

5) 식이섬유는 잘 씹어 먹어야 한다. 잘 씹지 않으면 프티알린 아밀라아제 등의 효소의 반응이 부족하여 이상발효를 일으켜 장내에 가스를 발생시킨다.

단백질과 장내 질병

미국의 여러 연구기관에서 임상실험을 했는데, 동물성 단백질의 과다 섭취가 여러 질병의 원인이 되고 있다는 것을 입증하였다고 한다.

요약해보면,

첫째, 소화 분해가 불량한 잔류음식물은 질병의 원인이 되고 질병을 유발한다.

점심이나 저녁식사로 돼지갈비를 많이 먹으면 흡수되지 않은 음식물 일부가 완전히 분해되지 않은 채 질소잔류물(찌꺼기)이 되어 몸속에 남게 된다. 이 잔류물 형태의 파편은 혈액으로 흘러 들어간다. 혈액으로 들어간 이 단백질의 파편이 바로 수많은 질병의 원인이 되고 있다.

이 단백질의 찌꺼기는 고혈압과 당뇨, 암, 질병과 피부나 힘줄, 관절 등의 결합조직이 변해 교원섬유가 늘어나면서 생기는 교원병(만성 관절류머티즘, 류마티즘, 피부 근염, 경피증 등)과 신장병, 간장병, 알레르기, 기타 여러 통증 등의 질병을 유발한다.

둘째, 소화 분해가 불량한 잔류음식물은 장내에서 부패를 유발한다.

단백질 파편은 장내에서 부패되어 또 다른 내장 질환을 직접적으로 유발한다. 대장염, 위염, 담낭염, 췌장염, 식도염, 위장염, 식도의 어느 한 부분이 불룩하게 넓히는 게실염(그 증상으로 밥을 먹을 때에 눌리는 감, 가벼운 통증, 음식물 삼킬 때의 거북함, 구취 등), 간의 장애 등이 있다.

셋째 소화 분해가 불량한 잔류음식물은 인체의 면역에 영향을 미친다.

질소잔유물인 단백질 찌꺼기는 장내에서 생성되는 면역물질과 접착해서 특수한 항체를 만드는 것으로 알려져 있다고 한다. 이 항체는 신장에 부담을 주며 스스로의 면역 질환이나 백혈병을 일으키기도 하고 신경질환을 일으키기도 한다. 또 감기에 걸리기도 쉽다. 우리는 감기를 가벼운 병으로 여기지만 일본에서는 감기를 만병의 근원이 되는 아주 두려운 질병으로 여기고 있다. 여북하면 헤어질 때 인사말이 "감기 조심하셔요!" 일까?

장내 질병과 관련하여, 조선경제, 사이언스 카페에서(최인준기자, 2017.2.20.) '기름진 음식 한끼 폭식만으로 당뇨병이 유발될 수 있다'는 기사를 보았다. 원문을 인용하면, 건강한 사람이라도 치킨·햄버거 등 기름기 많은 음식을 한 번에 많이 먹으면 당뇨병으로 이어질 가능성이 높다는 연구 결과가 나왔다는 것이다. 즉, 한 차례 폭식(暴食)만으로 몸에 나쁜 영향을 미칠 수 있다는 것이다.

독일 뒤셀도르프 당뇨병센터 연구팀은 "한 끼 식사에서 너무 많은 지방을 섭취할 경우 몸속 당을 조절하는 인슐린의 작용에 문제가 발생한다는 사실을 확인했다."고 밝혔다. 지방을 많이 먹으면 포도당을 에너지 형태로 몸에 저장하는 인슐린 호르몬이 작동하지 않는 '인슐린 저항'이 발생해 당 수치가 높아진다는 것이다. 혈액에 당이 쌓일 경우 다시 인슐린 분비가 촉진되고 나중엔 췌장에 과부하가 걸려 인슐린 분비마저 제대로 되지 않는 당뇨병으로 이어질 수 있다는 게 연구진의 설명이다. 이 논문은 국제학술지 '임상연구 저널' 최신호에 발표됐다.

연구진은 당뇨 증세가 없는 신체 건강한 20대 청년 14명에게 포화지방이 다량 포함된 야자유 음료를 마시게 했다. 야자유 한 잔에는 치즈버거 두 개와 비슷한 양의 포화지방이 포함돼 있다. 연구 결과 실험 대상자들의 간에는 포도당이 평소에 비해 평균 70%가량 높게 나타났다. 인슐린이 작동하지 않아 포도당이 간에서 에너지 형태로 바뀌지 못하고 쌓이기만 한 것이다. 이런 현상이 지속되면 '지방간'으로 이어질 수도 있다. 연구진은 "실험 대상자들의 간 상태가 야자유를 마신 이후 순간적으로 당뇨병이나 지방간 환자와 비슷한 양상으로 나빠졌다."며 "평소 건강한 사람이라도 과도하게 포화지방을 섭취하면 몸에 불균형이 생길 수 있다"고 말했다.

소화불량과 단식

소화불량

살아가면서 주위의 많은 사람들이 암으로 죽어가는 것을 보았다.

그 중 떠나보내기가 정말 아까웠던 K선생이 떠오른다. K선생이 가끔 소화가 안 된다고 하며 의무실에서 소화제를 마시고는 했다. 그는 신앙생활을 포함하여 필자 인생의 롤 모델이었다. 직장동료로서 같은 테니스 마니아로서 오래 함께 생활했었다. 항상 규칙적인 생활을 하며 가정에 충실했고 학생들에게 헌신적이었으며 술 담배 없이 절제된 생활의 수도사 같은 분이었다. 테니스 시합 중, 서브할 때 어깨 등에서 가벼운 근육통이 온다고 했다. 그런 그에게 만난 지 2주도 안되어 전화가 왔다. 여의도 성모병원이라는 것이다. 그길로 동료 몇 사람과 찾아 갔다. 가벼운 농담을 마치고 병실을 나오는데 부인이 따라 나오며 옷깃을 잡았다. 암이 여기저기 전이된 상태라는 것이다. 투병생활 몇 년 후 그는 떠났다. 틈틈이 K선생이 생각나면 미소와 함께 하늘을 향해 짧은 기도를 날린다. 이렇듯 소화불량은 큰 병의 시작이 될 수 있다.

우리가 소화불량이라 생각될 때 먹는 위장약은 대개 위산을 억제하는 약이다. 왜냐하면 소화불량의 원인을 위산과다로 생각하기 때문이다. 그런데 식사 중에 물을 많이 마시면 식후 트림이나 소화불량으로 속이 거북함을 느낄 수 있다. 이는 물 때문에 위산이 묽어져 위산부족이 원인으로 볼 수도 있다. 이 때 소화불량이라 생각하고 위장약을 먹는다면 실은 소화불량을 더 조장하는 일이 될 수 있다. 소화불량이 지속되면 장내 잔류물이 부패되어 난치성 질병, 만성질환의 질병으로 이어질 수 있다.

최근 의학계는 만병의 씨앗을 몸속 염증에서 찾고 있다. 특히, 입속의 작은 염증도 심혈관질환, 당뇨병, 폐질환 등 온몸에 영향을 미칠 수 있다고 한다.

그렇다면 장에 염증을 일으키는 음식물은 어떤 것이 있을까?

장에 염증을 일으키는 음식물로는 정제된 설탕과 소금, 화학조미료, 고단백 식품(육류, 생성), 지나친 해열진통제 복용 등도 포함된다고 한다. 특히 해열진통제는 슈퍼나 약국에서 쉽게 구할 수 있다. 주변에서 직장동료나 친구, 친척들이 무슨 까닭인지 해열진통제를 수시로 복용하는 것을 볼 수 있다. 장에 염증이 생기면 평소 통과하지 못하는 단백질 파편이 염증으로 열린 장벽을 통과하여 혈액 속으로 흘러 들어온다. 그러면 혈액속의 항체는 이것을 이물질로 인식하고 공격하며 이로 인해 알레르기가 생기는 것이다. 이처럼 장의 상태는 대표적인 알레르기 천식과 아토피성 피부염, 알레르기성 비염 등의 발병과 밀접한 관계가 있다고 할 수 있다. 또 단백질 파편은 장내에서 부패하기 때문에 변비, 설사, 악취 가스를 수반하게 된다. 따라서 이런 증상이 보이면 장에 염증을 일으키는 정제된 설탕과 소금, 화학조미료, 고단백 식품(육류, 생선 등), 등과 같은 음식물의 섭취를 줄여야 한다.

단식

질병들의 예방 또는 치유를 위한 방법으로 일정기간의 단식이 효과가 있다고 한다. 물론 효소 발효액이나 필자가 내놓는 효소 주스, 효소 주스 스무디 등 효소 보조제를 섭취하면 더 효과적일 것이다.

단식으로 소화기관을 깨끗하게 청소하고 휴식을 취하게 하면 건강하고 정상적인 기능을 되찾을 수 있다. 게다가 효소 발효액, 천연 효소 보조제를 섭취하면 신진대사활동과 면역기능을 강화시킬 수 있다.

단식의 효과에 대해 '후지모토 다이사부로의 효소건강법' 의 단식의 효과를 일부 인용한다. 단식은 보통 체력 상태에 따라 기한을 설정해놓고 하는데 단식을 하면 다음과 같은 효과가 있다고 한다.

❶ 체내 잠재효소 온존
❷ 모든 내장 기관의 휴식
❸ 대장의 청정화
❹ 혈액이 맑아지며 특히 임파구, 백혈구의 힘이 강해진다
❺ 면역력 강화: 임파구, 백혈구의 힘이 활성화되는 것은 물론 사이토 카인이라는 강력한 물질이 생성되어 항염증작용, 항종양작용, 항

바이러스작용이 강화된다.

❻ 독소 배설효과: 소장, 대장의 숙변 제거뿐 아니라, 세포변비?도 해소

❼ 병의 개선: 모든 병이 근본적으로 치유되거나 개선된다. 암, 알러지, 생활습관병, 류머티즘열, 경피증, 피부근염, 심장병, 간 장애, 뇌의 손상, 고혈압, 당뇨 등 모든 병에 효과적이다.

❽ 적정 체중 유지: 비만은 세포변비와 노폐물이 가득 찬 세포로 인해 생긴다. 따라서 모든 장기의 상태가 건강하지 않을 때 단식은 세포의 질을 좋게 만든다.

❾ 호흡기관, 순환 기관의 개선: 단식은 우선 호흡기능이 개선되며 공기가 맛있게 느껴진다. 이는 오염된 폐가 깨끗해져 영양소와 산소 공급이 원활해지기 때문이다.

❿ 피가 깨끗해지며 체내 에너지 회로(TCA)가 원활하게 흐르게 되어 대체 에너지 회로인 혐기성 에너지 회로의 출현이 없어지고 젖산이 근육에 들어가는 일도 없어진다. 이로서 통증이 사라지는 것이다.

⓫ 두뇌, 감각의 예민화: 뇌 속의 혈액을 정화하기 때문에 뇌신경이 원활히 흐르게 되어 기억력이 돌아오고 사고 회로도 원활히 회전하게 되며 아울러 감각도 예민해진다.

6

식습관과 건강 효소

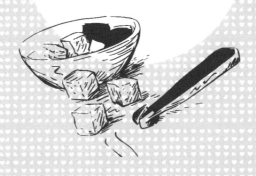

식습관 개선의 필요성

'잘 먹고 잘 싸면 최고의 건강!' 이라는 우리 옛말이 있다.

즉, 우리가 음식물을 잘 섭취하고 소화를 잘 시키고 남은 찌꺼기를 남김없이 배출하면 되는 것이다. 이것을 신진대사활동이라 한다. 우리가 음식물을 섭취했을 때 영양소를 적절히 분배해서 인체에 필요한 에너지와 세포 재생을 위해 사용하고 소화된 영양소를 적절히 분배해서 인체에너지와 세포재생을 위해 사용하고 불필요하거나 과잉 섭취된 물질은 잘 배설하는 것을 의미한다.

영국의 한 연구에 의하면 부적절한 음식물이 암에 걸리는 원인의 35%를 차지하는 것으로 조사됐다. 따라서 식사를 개선하는 것만으로도 질병 예방효과는 크게 높아지는 것이다.

환경오염과 인체 산성화

곡물이 자라는 논밭의 토양부터 점차 산성화 되고 있으며, 하늘에서도 산성비가 내리고 있다. 또 토양은 물론이고 과일이나 곡물에는 눈에 보이지 않는 많은 미생물이 있다. 그래서 필자는 친환경 유기농 과일 채소라고 하더라도 꼭 씻어서 먹는 습관을 권한다. 오염물질을 정화하는 일을 효소가 일부 맡고 있지만, 쓰레기 소각장이나 공장 등에서 유독 물질이 많이 생겨 토양의 산성화를 촉진하고 있다.

토양의 산성화 및 오염의 해결방안은 다른 장에서 다시 설명하기로 한다.

우리 인체를 살펴보자. 우리 몸은 약알칼리 상태일 때가 가장 건강한 상태라고 볼 수 있다. 우리 몸의 70%를 구성하는 수분도 약알칼리성이어야 하며, 약 8%를 차지하는 혈액도 약 알칼리성이어야 한다. 따라서 매일 마시는 물도 약알칼리성이어야 하고, 우리가 먹고 마시는 음식물 또한 약알칼리성이어야 한다.

우리 인체에서 대사활동을 하는 가운데 병원체나 이물질을 제거하기 위한 생체 방어 과정에서 산소나 과산화수소 같은 활성산소가 많이 발생한다. 유해산소라고도 하며 우리가 호흡하는 산소와는 완전히 다르며 불안정한 상태에 있는 산소이다. 이 활성산소는 환경오염과 화학물질, 자외선, 혈액순환장애, 스트레스 등으로 산소가 과잉 생산된 것이다.

이렇게 과잉 생산된 활성산소는 사람의 몸속에서 산화 작용을 일으킨다. 그 결과 세포막과 세포구조가 손상되고 세포가 기능을 잃거나 변질된다. 몸속의 아미노산을 산화시켜 단백질의 기능저하도 생기며 생리적 기능저하의 원인이 되기도 한다. 각종 질병과 노화의 원인이 되기도 하며 암의 원인이 되기도 한다.

예를 들면 일부 감자튀김, 시리얼 등 고온에 튀기는 곡물류와 인공적으로 만들어진 마가린에 인공 기름인 트렌스 지방 같은 것이 대량 들어있다고 한다.

따라서 몸속의 활성화 산소를 줄이기 위한 항산화물질의 섭취가 필요하다. 자연식으로 섭취하면 더 큰 효과가 있을 것이다.

잘못된 식습관과 질병

1) 잘못된 식습관

먼저 우리 식습관 중에서 좋은 면을 찾아보자.

질병들의 예방 또는 치유를 위한 방법으로 일정기간의 단식도 효과가 있다. 효소 발효액 등 효소 보조제를 섭취하면 더 효과적이다. 보편적으로 완전식품이라고 평가되는 현미를 권한다. 마그네슘이 다량 함유된 과일, 생야채, 해조류의 섭취를 권한다. 마그네슘은 효소가 대량으로 쓰일 때 활성을 적극적으로 돕는 보조제이다. 즉 과일, 생야채, 해조류 등이 부족하면 마그네슘이 부족해진다. 그 부족한 상태로 소화활동을 위해 다량의 마그네슘이 소비되면 세포내의 마그네슘이 빠져 나가고 그 자리에 칼슘이 필요이상으로 채워지게 된다. 마그네슘은 칼슘과의 상호 보완 관계이다. 우유에서도 비슷한 경우를 볼 수 있다. 우유는 칼슘, 칼륨, 비타민 등 성장 촉진 치아형성 등 성장기 어린이가 필요한 영양소가 풍부하다. 또 풍부한 칼슘은 성인에게는 골다공증 예방에도 좋다. 그러나 아쉽게도 상호보안관계인 마그네슘이 없다. 반대로 상호 조절이 깨질 경우 근육통, 관절염, 협심증, 신경계, 호흡계 등 모든 질병질환의 원인이 될 수 있다.

따라서 필자는 육류 및 육가공식품을 줄이고 가능한 생식으로 적당한 양의 음식을 골고루 섭취하고 매일 자신의 몸에 맞는 운동을 계속하는 것이 건강유지의 가장 좋은 방법이라고 생각한다.

그렇다면 잘못된 식습관은 어떤 것들이 있을까?

첫째, 과음이나 과식, 폭식, 늦은 저녁 식사 등이다. 생활환경에서 오는 스트레스가 심해지면 자신도 모르는 사이에 영양분의 체내 축적이 많아지고 이것이 잘못된 생활습관으로 자리 잡게 된다. 이 잘못된 생활습관은 심장질환과 비만, 고지혈증, 고혈압, 당뇨병 등 우리가 흔히 말하는 퇴행성질환의 원인이 되고 있다. 이 퇴행성질환의 중요한 원인 가운데 하나가 췌장에서 만들어지는 인슐린이 제 기능을 못하는 경우이다. 인슐린은 우리 몸에서 분해된 포도당을 체내 각 기관의 세포로 운반하는 역할을 하고 있다. 이러한 인슐린의 기능에 이상이 생기면 고혈압, 당뇨병 등이 유발되고 근육에 통증이 올 수 있다.

1977년 발표된 미 상원의 영양문제 특별위원회 맥거번 보고서에 의하면 '잘못된 식습관이 모든 질병의 원인이 된다.' 라고 기술되어 있다. 그 후 미국에서는 의대에서 영양학이 필수과목으로 되었으며 진료할 때도 환자들에게 식생활의 개선을 권장한다고 한다.

둘째, 심한 스트레스와 규칙적인 운동부족이다. 따라서 서서히 생명을 단축시키는 생활습관병도 올바른 식생활과 더불어 규칙적인 운동, 스트레스 없는 편안한 마음만 지닐 수 있다면 치료될 수 있다. 앞서 이야기했듯이 '부적절한 음식물이 암에 걸리는 원인의 35%를 차지하는 것으로 조사됐다. 따라서 식사를 개선하는 것만으로도 암의 예방효과는 크게 높아지는 것이다.

셋째, 앞에서 언급했듯이 해열진통제, 위장약을 비롯하여 양약 복용의 남용이 문제점이다.

❶ 현대의약은 아픈 부분에만 집중 치료를 한다. 때문에 위, 간 등 다른 기관이 약하다면 약 성분은 순수한 화학물질이기 때문에 몸에 들어가면 인체의 균형이 무너질 수 있다.

❷ 약은 장내의 면역균, 유익균을 감소시켜 제거함으로써 인체의 면역력을 저하시킬 수 있다.

❸ 약은 병을 치유하는데도 도움을 주지만 동시에 다른 병을 발생시킬 수 있다.

❹ 약은 단지 치료효과만 있고, 예방효과는 적다.

요즘 필자는 '나는 자연인이다.'라는 TV프로를 관심 있게 보고 있다.

얼마간의 연출도 있겠지만 주인공들은 공통적으로 깊은 병이나 스트레스 등으로 산 속으로 들어간다. 그리고 자연 속에 자신을 내려놓고 스스로 자연에서 채집한 음식물을 섭취한다. 생식 자연식을 하는 것이다. 모두 얼굴이 맑고 욕심과 집착은 없어 보인다. 필자는, 현대인에게 있어서 오직 '식습관 개선'과 마음의 평정을 유지하는 것이 질병을 줄이며 건강하게 사는 방법이라고 생각한다.

2) 질병(소화불량, 혈액오염)

잘못된 식습관에 따른 질병은 크게 소화 불량과 혈액 오염 때문이라고 생각한다.

소화불량에 대해서는 이미 5장에서 언급하였지만 조금 더 첨가해서 설명하고자 한다.

소화불량은 유해한 음식물을 섭취할 때 장내 유익균이 격감하고 부패균이 증식한다. 그 결과 장내에 부패가 일어나고 변에서 악취가 나며, 설사 또는 비정상적인 변이 배설되는 것은 물론 고약한 방귀가 방출된다.

또 심한 스트레스를 받게 되면 소화불량이 일어날 수 있다. 독자들도 그런 경험이 있었으리라 생각된다. 식사 전에 누군가와 심하게 다투고 금새 식탁에 앉아 식사를 했다면 십중팔구 소화가 안 되어 속이 거북했으리라 생각된다. 소화제를 먹어도 별 도움이 되지 않았으리라. 또 근심 걱정이 있어도 소화불량 증세를 느낀다. 우리 몸의 장기 및 신경은 유기적으로 서로 연결되어있다고 한다. 한쪽이 나빠지면 예상치 못한 다른 장기에 문제가 생길 수 있다.

소화불량이 지속되면 장내 잔류물의 부패를 발생시켜 난치성 질병, 만성질환의 질병으로 이어질 수 있다.

장에 염증을 일으키는 음식물은 어떤 것이 있을까?

장에 염증을 일으키는 음식물로는 정제된 설탕과 소금, 화학조미료,

고단백 식품(육류, 생선), 해열진통제 등이 있다. 장에 염증이 생기면 평소 통과하지 못하는 단백질 파편이 장벽을 통과하여 혈액 속으로 흘러 들어온다. 그러면 혈액속의 항체는 이것을 이물질로 인식하고 공격하며 이로 인해 알레르기가 생기는 것이다. 이처럼 장의 상태는 알레르기 천식과 아토피성 피부염, 알레르기성 비염 등의 발병과 밀접한 관계가 있다고 할 수 있다. 또 단백질 파편은 장내에서 부패하기 때문에 변비, 설사, 악취 가스를 수반하게 된다.

혈액오염은 좀 더 심각하다.

혈액오염은 바이러스 감염 등 다른 요인도 있겠으나 이번 장에서는 소화불량과 연관시켜 설명하고자 한다. 소화불량은 곧 혈액을 오염시킨다. 건강한 적혈구는 하나하나가 독립적으로 분리되어 있어야 하며 그래야 혈관 속을 막힘없이 잘 흐를 수 있다고 한다. 그런데, 피가 끈적끈적해지고 적혈구가 쇠사슬 모양으로 이어진 형태가 되면, 혈관 특히 모세혈관을 원활하게 통과하지 못하게 된다. 그래서 오염된 혈액은 심장에서 협심증을 일으키고, 혈전이 이동해서 심근경색을 일으킨다. 또 각 내장 기관은 돌연변이를 일으키게 되어 암을 유발하고 여러 가지 질병이 발생한다.

즉 잘못된 식습관과 스트레스는 장내 부패를 유발하고 이것이 혈액의 오염으로 이어져 각종 질병을 발생시키는 것이라고 볼 수 있다.

단식과 건강 회복

필자는 유년시절을 아주 깊은 시골에서 보냈다. 큰마을에서 벗어나서 오직 한 두채만 있는 곳에서 살았다. 뒤쪽에 조그만 동산이 있었다. 앞에는 저 멀리까지 온통 타인 소유의 논밭뿐이었다. 다행히 옆에 작은 개울이 있었다. 앞에는 포장 되지 않은 신작로가 있었고 하루에 한 두 번 낡은 버스는 털털거리며 지나갔다. 흙먼지를 잔뜩 일으키고 지나갔다. 그래도 툇마루에 앉아 그 버스를 기다리는 것도 내 즐거움이었고 멀리 보이지 않을 때까지 바라보는 것도 내 즐거움이었다.

또 하나의 즐거움은 황구라는 보통 개였다. 덩치는 커졌지만 항상 친구가 되어 주었다. 꼬리를 밟아도 놀라 물지 않았고 등에 타다 넘어져도 혀를 내 얼굴에 대며 꼬리를 흔들어 주는 착한 개였다. '단식과 건강 회복' 이라는 장에 마주서니 문득 황구 생각이 떠오른다.

어느 날 황구는 보이지 않았다. 나중 밭일을 마치고 돌아온 할머니가 황구를 금방 찾아냈다. 바로 내가 종일 앉아 있던 툇마루 속 깊숙한 곳에 죽은 듯이 누워 있었다. 항상 뭐든지 잘 먹던 황구는 여러 날 밥그

룻에 눈길도 주지 않고 꿈적도 하지 않았다. 개밥그릇 속의 밥들은 쌓여지고 굳어지고 말라비틀어져 갔다. 밥을 좀 더 안으로 던져 보기도 했다. 그러던 어느 날 황구는 일어나서 나왔고 쉬었음직한 음식들을 하나도 남김없이 먹어치웠다. 그리고 다시 전처럼 생기 있게 나와 놀아주었다. 그렇다. 황구는 아팠고 나을 때까지 아무것도 먹지 않고 장을 비웠던 것이다. 스스로 치유될 때까지 면역력이 회복되어 건강을 찾을 때까지 쉬었던 것이다. 동물들은 몸이 안 좋으면 잘 먹지 않고 가장 편한 자세를 취하고 쉰다고 한다. 즉 건강이 회복될 때까지 단식하는 것이다. 본능적으로 에너지 소모를 막으면서 몸 안의 효소를 활성화시키고 그 활동을 돕는 것이다.

사람들은 어떠한가?

대개 사람들은 그 반대로 생각하고 행동한다. 몸이 아프면 빠른 회복과 체력 유지를 위해 더 영양가 있고 기름진 것을 찾는다.

식욕이 떨어지는 것은 몸에 병이 오고 있다는 일종의 신호이다.

그러니 회복하는 동안 잠시 음식물을 먹지 말라는 메시지라고 볼 수 있다. 적어도 소화 흡수가 잘되는 음식물만 소량 섭취해야 한다.

단식에 관한 내용과 방법은 뒷장에서 다시 자세히 살펴보자.

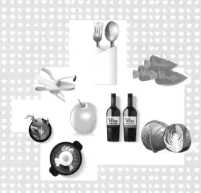

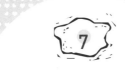

효소를 통한 건강법

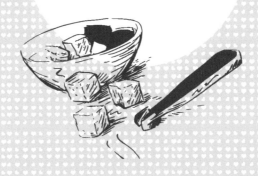

앞장에서 좋은 식습관을 통한 건강법을 살펴보았다. 우리 몸에서 장과 혈액의 상태가 건강 생활을 좌우하며 질병의 원인이 되고 있음을 살펴보았다. 그러나 우리 몸에서 효소가 부족하면 소화가 잘 안되고 몸에 흡수력도 떨어지며 대사활동도 떨어진다. 이번 장에서는 효소가 많은 식습관과 효소를 통한 질병치료를 통해 건강법에 대한 내용을 마무리하고자 한다.

효소 식습관

    필자는 육류 및 육가공식품을 줄이고 가능한 생식으로 적당한 양의 음식을 골고루 섭취하고 매일 자신의 몸에 맞는 운동을 계속하는 것이 건강유지의 가장 좋은 방법이라고 생각한다. 물론 스트레스도 최소한으로 줄여야 한다.

    미국 하버드 대학교에서 2000년 발표한 보고서에 의하면 여성 8,000여명에게 12년 동안 우유를 마시게 한 시험 군이 그렇지 않은 시험 군에 비해 골감소증이 더 진행되었다고 한다.

    대부분 사람들이 우유는 칼슘이 풍부하여 어린이들의 성장을 돕고 성인들에게는 골다공증을 예방하는 값싼 최고의 영양식품으로 믿고 있는데 위의 결과는 대단한 반전이라고 생각한다.

    우유에는 칼슘이 풍부하지만 마그네슘은 크게 부족하다. 그리고 뼈의 생성에는 칼슘과 마그네슘의 균형이 필요하다. 그런데 우유속의 풍부한 칼슘을 과다 섭취하면 오히려 마그네슘과 미네랄 등은 과다 배출되어 균형이 깨지며 골감소증이나 골다공증이 생기는 것이다. 그뿐 아니라 과잉 섭취된 칼슘이 뼈로 가지 못하고 혈액 속으로 떠다니다 몸 여러 곳에서 이상 증상을 유발한다. 즉 담석증, 동맥경화, 고혈압, 신경통 등의 원인이 되기도 한다.

본래 우리 몸에는 고단백질, 고지방질을 소화시키는 효소가 적다. 반면에 고단백질, 고지방질을 소화시키는 데에 많은 소화효소가 소모된다.

또, 동물성 지방이 많은 우유는 대사활동에 부담을 주고 인슐린 분비를 촉진하여 비만의 위험성도 있다고 한다. 그래서 의학전문가들은 하루 한컵 이내의 우유를 권고하기도 한다.

건강을 위한 좋은 효소 식습관을 좀 더 구체적으로 설명하면,

첫째, 가급적 산성 식품을 줄이고 알칼리 식품을 섭취하라는 것이다.

산성식품의 대표적인 것이 술이다.

알코올을 섭취하면 비타민 B군의 인체 내 흡수를 방해하며 우리 몸에서 무기질의 활동 상태를 떨어뜨린다. 또 간장조직이 파괴되며 몸을 산성으로 만든다. 이렇게 되면 면역력이 약화되고 근육통, 유방암, 간장 질환, 심장장애, 신장병 등을 유발한다. 술 중에서 적포도주는 알칼리성을 만든다고 한다. 그러나 많은 양의 적포도주는 면역력을 떨어뜨리므로 주의해야 한다.

또 육류와 어패류도 산성식품이다. 반면 과일, 야채, 해조류는 알칼리 식품이며 효소가 담뿍 들어있다. 효소는 섭씨 50내외에서 소멸하니

가급적 생식으로 먹는 것이 좋다.

둘째, 현미식을 한다.

현미는 3대 필수영양소인 탄수화물은 물론 식이섬유가 풍부하다. 또 비타민, 미네랄 등 필수영양소가 함유된 완전식품이라 말할 수 있다. 현미는 우리 몸의 산성을 알칼리성으로 유지시켜주는 기능도 있다. 그러나 노약자나 환자는 소화력이 떨어지므로 크게 권하지 않는다.

셋째, 소화효소를 적게 소모하는 식습관을 갖는다.

일반적으로 체내 효소 중 절반은 음식물을 소화 및 분해하는 소화효소로 쓰인다. 그러니 소식을 하면 소화효소 사용을 줄일 수 있다. 보통 먹는 양의 60%를 권하지만 먹는 양의 80%만 3개월 정도 먹어도 눈에 띄게 건강이 좋아졌음을 느낄 수 있을 것이다.

식후 나른하거나 졸음이 오면 식습관에 문제가 있는 것이다. 즉 소화효소의 과다 사용으로 다른 신진대사에 필요한 에너지가 부족하기 때문이다. 이때 소화부족으로 남은 음식물이 부패가 이루어지며 장내 환경을 오염시켜 여러 기관의 질병을 유발할 수 있다.

넷째, 식전 발효 효소액이나 효소주스를 권한다.

다섯째, 식단에 꼭 전통 발효식품을 넣도록 한다. 발효식품에도 효소가 풍부하다. 청국장, 된장, 간장 등이며 청국장과 효능이 비슷한 낫또를 권한다. 또 양념으로 효소발효액을 조금 첨가해도 좋다.

여섯째, 적당한 운동과 편안한 마음을 유지해야 한다.

효소를 통한 질병 치료

침이 부족하면 소화효소의 부족으로 소화불량도 되고 이물질이 분해되지 않고 위로 내려갈 수 있다. 옛날에는 초등학교도 집에서 멀었고 학교 냉난방이 없던 시절이라 전교생이 코 흘리게였고 가슴에 코물과 침을 닦는 수건을 달고 다녔다. 요즘에는 코를 흘리고 침을 흘리는 어린이가 적다. 그러나 어린이 중에 침을 많이 흘리는 아이들은 더러워 보이지만 그 만큼 건강하다는 뜻이다. 어린이들이 짜증을 잘 부리거나 이유 없이 사나워지고 스트레스를 부리며 아토피 천식 등이 있으면 효소부족을 의심해 볼 수 있다.

이런 어린이들은 효소가 거의 없는 밀가루 빵, 마아가린, 아이스크림, 탄산음료 ,햄과 소시지 등을 줄이고, 현미 콩 등 곡류, 신선한 채소, 과일 해조류 등 효소 함량이 많은 음식을 권장한다. 또 전통적인 발효식품, 효소보조제 등을 충분히 섭취하기를 권한다. 또 많이 웃으면 엔돌핀 호르몬이 분비되어 면역력을 향상시키는 효과가 있으니 즐거운 생활을 할 수 있도록 도와주어야 한다.

건강한 혈액과 효소로 질병을 예방하며 치료할 수 있다.

혈액도 세포이며 건강한 혈액에는 유익한 효소가 많고, 건강한 세포를 키우는 물질이 많이 들어 있다. 건강한 혈액은 암세포를 죽이거나 정상세포로 만들지만 암환자의 혈액에서는 암세포가 꾸준히 증식한다.

당뇨병이 심해지면 손발이 썩는다. 당뇨 환자의 피는 끈적끈적해서 심장에서 멀리 떨어진 모세혈관을 통과하지 못하기 때문이다. 따라서 산소와 영양공급이 되지 않아 새로운 세포가 돋아날 수 없다. 손발이 찬 것도 그 때문이다. 그러나 건강한 사람은 모든 세포가 건강하고 죽은 피부세포는 각질형태로 벗겨져 나가지만, 그 밑에서 새로운 세포가 돋아난다.

신장이 약해지는 경우, 레닌이라는 효소가 분비되어 말초혈관이 딱딱해지고 피 흐름이 약해지고 혈압이 상승할 수 있다.

우리 몸속에는 소화되고 남은 음식물과 독소를 분해하고 배출하는 포식자 효소가 있어서 인체 내에 자가 면역체계를 구축하고 있다. 이 효소가 많이 함유된 식품(SV식품)을 충분히 섭취하면 혈액도 깨끗해지며 어떻게 하면 병에 걸리지 않고 건강하게 살 수 있는지 생각해보며 예방의학에도 좀 더 관심을 기울여야 한다고 생각한다. 효소가 풍부한 음식, 적당한 운동, 평온한 마음이 무병장수의 지름길이라고 할 수 있다. 식습관 개선으로 국민 병이 된 당뇨나 고혈압 등 퇴행성질환이나 생활 습관 병을 이겨내고 암도 예방하기를 바라면서 이 글을 쓴다.

저자도 허약한 체질이었다. 늘 잔병을 달고 살았다. 고등학교 2학년 생물시간에 '인체 내장이 하는 일과 수명' 이란 수업이 있었다. 수업 중에 문득 30살까지라도 살 수 있을까 곰곰이 생각할 정도였다. 요즘은 효소학을 공부하며 효소를 개발하고 음용하고, 스스로 개발한 효소식(食)을 하며 지내니 보는 사람마다 건강미가 넘친다고 한다. 효소 주스, 효소 스무디 포함하여 효소식(食)을 개발해 오고 있다.

일본 학자 니시 카츠오의 니시 의학, 서식건강법에도 관심을 가져보며 영역을 넓혀가려 하고 있다. 니시 의학도 음식과 식습관의 중요성을 강조한다. 원활한 배설 기능을 위해 아침식사를 거르고 야채즙을 마시고, 생수와 감잎차를 자주 마시라고 한다. 긍정적 마인드가 건강의 필수요건이라고 강조한다. 특히 단식과 식습관 개선으로 국민 병이 된 당뇨나 고혈압 등 퇴행성질환이나 생활 습관 병을 이겨내고 암도 예방 가능하다고 한다.

필자가 30대 중반쯤일 때, 단식이 대유행이었다. 항상 건강에 자신이 없던 필자는 크게 결심을 하고 포도 단식을 해 보았다. 매일 포도를 씨와 함께 거칠게 갈아서 150cc씩 하루 3번 마셨다. 물은 자유로 마셨다. 대장 내시경 하루 전날 속을 비우듯이 하루하루 지날 때마다 속이 비워지는 듯했다. 몸도 마음도 가벼워 졌다. 그런데 먹고 싶은 것들이 그렇게 많이 생길 줄 몰랐다. 1주일쯤 후 반 강제로 그만두었다. 그 당시 위가 정말 안 좋아서 수시로 진료를 받고 있었다. 정기 진료와 겹쳐 주치의에게 단식이 발각되었기 때문이다.

그 주치의는 단식의 필요성을 인정하지 않았다. 약 처방과 치료가 최고의 선택이라는 것이다. 그러나 현재, 필자는 예방의학, 민간요법 쪽에 더 관심이 많아지는 것은 무엇 때문일까?

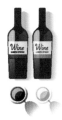

효소 다이어트

1) 비만과 효소

우리 몸속의 효소 리파아제는 에너지 저장물질인 지방의 소화를 돕는다. 조리되지 않은 신선한 육류와 식물에도 리파아제는 그대로 존재한다.

이러한 효소가 부족하게 되면 비만의 원인이 될 수 있다.

효소는 섭씨 50도 이상이 되면 모두 죽는다고 한다. 때문에 조리된 음식에는 지방 분해 효소인 리파아제가 모두 사라진다.

때문에 조리된 음식은 몸속의 소화효소에 의해서만 분해되어 사용된다. 이 때 완전 분해되지 못하고 소화되지 못한 탄수화물, 단백질 등의 칼로리가 높은 음식은 인체 내의 지방조직에 축적된다. 이것이 비만이다.

2) 비만의 원인

오래전이지만 필자가 서울소재 모 여학교에서 강의할 때의 일이다.

어느 강의실 뒤 게시판에 A4용지 크기에 큰 글씨로 ' 호소야 다이어트 법' 이라는 제목에 실천 사항 몇 가지를 적어 놓은 글이 있었다. 요지는 육류를 줄이고 과일, 생야채 등을 많이 먹으면 체중이 준다는 내용이었던 것 같다. 남학생들에 비해 여학생들은 항상 살찌는 것에 민감하며 여러 정보를 얻고 실천해보려 애쓰는 모습을 여기저기서 볼 수 있다.

그래서 일까? 나중 효소 건강법과 관련된 내용들을 연구하면서 호소야 에이키치의 건강법에 더 유심히 살펴보게 되었다.

비만은 먹은 음식을 완전 소화, 흡수하지 못해서 생긴다.

즉 소화불량이 생기기 때문이다. 남보다 적게 먹는데 왜 살이 찔까?

또는 남보다 적게 먹는데 왜 살이 빠지지 않을까? 라는 생각이 든다면 바로 '세포변비' 즉 소화, 흡수에 문제가 생겨 체내 세포가 제대로 대사활동을 못하는 상태가 지속되기 때문이다.

물론 과식과 과음도 비만의 주범이다. 필요 이상의 칼로리의 열량을 섭취하면 소화, 흡수되고 남은 영양소와 에너지가 몸 안에 쌓이기 때문이다. 그러나 과식은 사람마다 소화능력이 다르기 때문에 수치화하는데 무리가 있다. 보통 음식을 먹을 때 포만감이 생기는 양의 80% 이내로 식사하기를 권장한다.

다이어트를 하고 있는 많은 사람들이 '요요 현상' 을 떠올리며 먹고 싶은 것을 참고 생활한다. 그래서 과격한 운동 편식 등으로 섭취 칼로리보다 소비 칼로리를 줄이려 애쓰고 있다. 섭취 칼로리-소비 칼로리의 차가 곧 체중 감소라는 생각인 것이다. 살도 건강이 무너지지 않은 범위에서 빼야 한다.

비만의 원인은 다른 곳에서도 찾아 볼 수 있다.

효소가 없는 음식의 섭취와 스트레스는 체중의 증가뿐 아니라 내부 기관 및 세포조직까지 변형시킨다. 효소는 호르몬 분비에도 영향을 끼치는데, 효소가 없는 음식의 섭취와 스트레스는 많은 소화효소를 가진 췌장이나 뇌하수체 분비선의 기능을 떨어뜨린다. 즉 신체 조직의 기능이 둔화되며 갑상선 기능저하로 체중이 늘어날 수 있다.

또 지방이 소화효소에 의해 적절히 소화되지 않으면 불순물 상태로 장에서 흡수될 수 있다. 이러한 지방은 혈관 벽이나 간, 신장, 동맥, 모세혈관 등에 쌓이게 된다. 특히 동물성 지방에 많은 이러한 지방 침전물은 혈관이 혈액을 심장까지 운반하는 것을 방해하며 심장마비도 일으킬 수 있다.

3) 효소 다이어트

반면에 생식은 인체에 상대적으로 덜 자극적이고 체중을 조절하는데 도움이 된다. 감자를 돼지에게 먹이는 실험이 있었다. 돼지를 두 집단으로 나누어 사료로 감자를 주었다. 한쪽은 사료로 날감자를 먹이고 다른 쪽은 조리된 감자를 먹이고 몸무게와 지방의 상태를 관찰하였다. 날감자를 먹인 돼지들은 지방이 증대되지 않았으며 몸무게도 서서히 증가했다. 반면에 조리된 감자를 먹인 돼지들은 지방과 더불어 몸무게가 급격히 증가했으며 비싼 값에 팔렸다고 한다. 조리된 감자는 분해

효소가 없어 돼지의 지방수치를 높인 것이다. 만약 우리가 이 고기를 사먹는다면 효소 없는 육류를 먹게 되어 소화에 도움을 받을 수 없을 것이다. 날 음식을 먹던 예전 에스키모 인들은 비만이나 혈관질환이 없었다. 조리되지 않은 날 음식에는 효소가 듬뿍 있었기 때문이다.

음식을 먹는 방법의 연구로서 또 다른 실험이 있었다.

쥐를 두 그룹으로 나누었다. 한 그룹은 매 두 시간마다 먹이를 주었고 다른 그룹은 하루에 한번 먹이를 주었다. 실험 결과로 하루에 한번 먹은 쥐가 20% 가까이 더 오래 살았다. 체중도 덜 나갔으며 특히 체장과 지방세포 내의 효소활성이 매우 높았다고 한다.

우리도 간식을 자주 먹지 않고 조금씩 덜 먹는다면 인체 내의 효소 저장량도 높이고 체중도 줄일 수 있다고 생각한다. 또 신선한 음식과 효소보조제를 함께 먹음으로서 25kg이상 체중을 줄인 후 체중조절에 성공한 예는 무척 많다고 한다.

4) 다이어트와 건강

그래서 3대 영양소와 함께 비타민, 미네랄도 풍부한 식사를 하며 살을 줄이며 건강하게 사는 방법을 모색해 본다.

첫째, 장의 환경을 좋게 한다.

우리가 먹은 음식물의 소화, 흡수는 주로 장에서 이루어진다. 장에서 노폐물과 유해 물질이 오래 머무른다. 어떻게 하면 장을 깨끗하게 할 수 있을까?

우선 장의 건강 상태를 체크해보자.(호소야 에이키치, 2014)

1. 방귀의 소리와 냄새가 어떤가?

소리가 나고 냄새가 없다면 장은 건강하다. 반대로 소리가 없고 냄새가 심하면 음식물이 장에서 부패하고 있다는 신호이다.

2. 매일 한번 배변하는가?

변비여도 설사여도 안 된다.

3. 변의 색깔이 황금색인가?

검은 변은 육류나 지방을 과잉 섭취했다는 증거이다.

4. 변이 바나나 정도의 굵기이며 똬리모양이 될 만큼 연한가?

염소 똥처럼 끊기는 변은 장의 움직임이 나쁘고 좋은 지방이 부족한 상태이다.

위 내용 중 2.의 내용에서 어떤 연구가는 배변 회수가 매일 2~3회도 좋다고 한다. 또 4.번에서 배변을 편하게 하기 위해서 올리브 기름 등 하루 2스푼 정도의 양질의 식물성 기름을 섭취하면 좋다는 연구가도 있으니 독자들은 참고하길 바란다.

장에는 비피더스균과 같은 유익균과 부패균과 같은 유해균이 존재한다. 또 소화, 흡수도 장에서 이루어지며 혈액을 통하여 온 몸으로 전달된다. 그래서 장내 환경이 좋아야 비만을 줄일 수 있다. 부패균을 줄이고 유해균의 활동을 활발하게 하기 위해서 효소가 많은 식품을 충분히 섭취하길 권한다. 즉 비만의 원인이 효소가 부족하기 때문으로 생긴다고 생각할 수 있다. 앞에서도 말했듯이 완전식품인 현미와 잡곡, 신선한 야채와 과일, 해조류에 효소가 듬뿍 들어 있다. 그러므로 이 효소식품을 섭취함으로서 장을 깨끗하게 하고 대사활동을 활발히 할 수 있도록 장내 환경을 개선해 주어야 한다. 그러면 저절로 자연스럽게 다이어트 효과도 얻을 것이다.

둘째, 아침 효소 주스 1잔

효소영양학에서는 아침 시간을 '배설의 시기' 라고 하며 인체 기관에 부담을 주지 말기를 권장한다. 즉 아침에는 소화기관과 소화효소가 활동을 피하고 휴식을 하고자 하는 시간이다. 그래서 대개 아침에는 식욕이 떨어진다.

만약 저녁 식사 후 8시부터 다음 날 점심 식사가 시간되는 오전 11시까지 미네랄이 풍부한 물을 많이 마시며 지내면 대략 15시간 정도의 단식을 하는 셈이다.

이때 우리 몸속 내장 기관에서 소화효소와 대사효소는 밤새 생긴 노폐물을 배출하고 망가진 기관이나 세포를 수선한다.

그런데 현대인들은 대부분 아침부터 활동을 시작한다. 즉 아침부터 출근이나 등교하는 현대인에게 활동에 필요한 정열과 에너지는 필요하다.

이 때 효소가 듬뿍 들어 있는 효소 주스 한잔은 단식효과도 얻고 소화기관에 부담을 줄인다. 효소 주스 한잔에는 과당이나 포도당이 풍부해서 오전 활동에 필요한 에너지를 충분히 얻을 수 있는 것이다.

효소 주스의 좋은 점과 만드는 방법은 뒷장에서 좀 더 자세한 설명이 있으니 독자들은 기대하시라!

셋째, 고칼로리 식품과 과식을 피한다.

이기상 헬스조선 기자에 의하면(2017.3.8.), 건강전문가인 의사, 약사. 영양학자가 안 먹는 음식으로 1위 탄산음료, 2위 육가공식품, 3위 곱창, 4위 마가린, 5위 라면이라고 한다. 요약하면, 탄산음료는 '공갈 칼로리' 라고 해서 단순 당 함량만 높고, 다른 영양소는 거의 없다고 하며, 자주 먹으면 비만해지고, 영양 불균형을 초래한다고 한다. 또 탄산음료 속의 인산이 칼슘 흡수를 방해해서 성장을 저해한다고 한다. 다음으로 버터, 햄, 소세지 등 육가공식품은 주로 육류의 지방 부위로 만들어져 지방 함량이 높고, 보존제로 쓰이는 각종 첨가물이 인체에 해롭다는 의견이었다. 실제로 일반 육류의 지방 함량이 20% 정도인데 반해 육가공품은 30~35%가량이 지방성분으로 알려져 있다.

곱창이나 막창은 동물의 배설물이 담겼던 부위이기 때문에 위생적인 문제가 있다. 또 굽다가 태우면, 지방성분이 변형되면서 다이옥신 등 발암물질이 생기는 것으로 알려져 있다. 마가린은 트랜스 지방이 많아서 심장병 위험이 높다고 한다. 라면은 포도당의 흡수가 빨라 혈당이 쉽게 오른다고 한다. 장아찌, 젓갈류는 나트륨이 체내 수분 흐름을 막아 소변량이 줄어 체내에서 농축되면, 요로결석이나 감염이 유발되기 쉬운 환경이 된다고 한다.

또 서울신문, 유용하 기자에 의하면(2017.5.17.), '중년, 지방-효소가 빚어낸 뱃살' 이라는 제목으로, DNA-PK라는 효소는 섭취한 음식물을 지방으로 변환시켜 축적시키는 역할을 한다. 또 지방을 태워 에너지로 바꾸는 세포소기관인 미토콘드리아 수를 감소시키는 역할을 한다. 즉 미토콘드리아가 나이가 들수록 급속히 감소하는 이유가 여기 있는 것이라고 한다. 근본적인 해결책은 소식과 운동으로 비만을 해결할 수 있다.

즉 칼로리 섭취를 줄이고 운동량을 늘리는 기존 처방은 중년뿐만 아니라 노년기의 건강 유지에도 반드시 필요하다는 것이다.

고칼로리 음식은 동물성 지방과 단백질이다. 그 중 우리 몸에서 지방세포의 증가는 다이어트의 큰 적이다. 기타 많은 가공식품도 고칼로리 식품이지만 가공식품은 다음 장에서 다루기로 한다. 동물성 지방과 단백질 음식들을 익혀 먹으면 소화에 오랜 시간이 걸리고 소화 효소도 대량 소비된다. 이 때 우리는 피곤함과 졸음을 느낀다. 또 소화, 흡수되고 남은 찌꺼기는 우리 몸속에 지방세포로 저장된다.

과식은 말 그대로 소화능력 이상으로 음식을 먹는 것이며 소화불량으로 이어진다. 앞에서도 언급했듯이 포만감을 느끼는 양의 80%만 먹으면 건강에 좋다. 60%만 먹기를 권고하는 건강 연구가도 있다.

그 음식도 가급적 생식을 권한다. 생선은 생선회로 육류는 육회로 먹기를 권한다.

만약 익혀먹을 수밖에 없는 환경이면 신선한 야채를 2배 이상 함께 섭취하기를 권한다. 만약 위가 커서 먹는 음식의 양이 많은 독자라면 식이섬유 성분이 많은 음식을 권한다. 식이섬유는 칼로리가 별로 없으면서 포만감을 준다. 또 소화가 덜되기 때문에 장에서 변의 부피를 늘린다. 식이섬유는 장속에 있는 노폐물과 세균들을 끌어안고 신속히 장을 통과하기 때문에 저절로 장 청소도 된다.

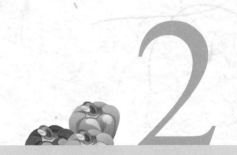

살아있는 효소발효액 만들기

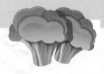
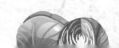

1. 필자는 우리 산과 들, 밭에서 구할 수 있는 재료로서 액체 상태의 효소발효액 만드는 법을 중점으로 설명하고자 한다.
(분말 효소는 기초 연구 중에 있음)
효소발효액은 재료를 선정하고, 담고, 발효 활성화 추출 후 숙성시키고, 저장하는 과정을 걸쳐 완성된다.

2. 필자는 효소에 관심 있는 분이라면 누구라도 만들어 볼 수 있도록 구하기 쉬운 재료를 가지고 실용적으로 손쉬운 방법으로 만들어 보고자 한다.

첫째, 계절에 따라 봄, 여름, 가을에 구할 수 있는 재료 중 한 두 개를 사용한다.
둘째, 약효에 따라 식물의 잎, 줄기, 뿌리, 열매를 이용한 효소발효액을 만들어 본다.

필자의 실재 재료로는 계절과 식물의 각 부분을 염두에 두고 봄에 나는 진달래 꽃, 흰(노랑) 민들레, 쇠비름, 여름에 나는 청 매실, 양파뿌리, 블루베리, 아로니아, 가을에 볼 수 있는 청양 고추, 까마중, 수세미, 은행 열매 등으로 하였다. 점차 연구와 시행착오를 거치며 그 영역을 넓히고 있다.

살아있는 좋은 효소를 만들려면,

첫째, 친환경, 유기농이라 검증받을 수 있는 좋은 토양에서 자란 재료를 수집해야 한다.

흔히들 농약, 인공비료, 촉진 성장제 등을 사용했는지 여부만 꼼꼼히 살핀다. 하지만 필자는 좋은 토양에서 자란 것인지를 먼저 살피는 것이 중요하다고 생각한다. 인공 비료와 퇴비를 많이 준 기름진 토양과는 거리가 멀다. 사실 풀과 함께 키운 친환경 농법에서 생산된 재료가 좋다. 척박한 조건에서 잡초와 경쟁하여 살아남는 질긴 생명력 안에 약효가 풍부하다고 믿기 때문이다.

어쨌든 식물은 토양의 영양분을 먹고 자란다. 좋은 토양 만드는 법은 엄 군섭 옹이 회장으로 있었던 한국미생물농법연구회에서 펴낸 '약진 미생물 농법'과 일본 시마모토 농법연구회에서 집필한 '효소의 힘으로 유기물을 살리는 신판 시마모토미생물농법' 등을 참조하고 있다. 결론적으로 좋은 토양 만들기와 농법도 미생물 속의 효소를 이용하는 것이라고 생각된다. 효소는 이처럼 우리 몸속에서 활동할 뿐만 아니라 동식물의 몸속에서, 토양의 미생물 속에서 촉매제로서 끊임없이 활동하고 있다.

미생물속의 효소를 이용한 자세한 농법과 방법은 다른 장에서 구체적으로 설명하고자 한다.

둘째, 흐르는 물에 여러 번 씻고 손톱이나 칫솔 등으로 작은 불순물이라도 없도록 한다.

셋째, 자주 위 아래로 저어 공기와 잘 접하며, 삼투압 작용으로 재료

안의 수액과 영양분을 빼내고 설탕을 먹이로 발효를 통한 효소활동을 활성화시켜야 한다.

필자는 밑에 가라앉은 설탕이 없어질 때까지 매일 한두 번 밑의 설탕을 들어 올려 섞어주는 작업을 반복한다.

넷째, 적기에 추출해야 한다. 흔히들 100일이니 뭐니 해서 혼선을 주는데, 재료의 종류나 설탕비율, 환경 등에 따라 추출시기를 달리해야 한다. 재료가 쭈글쭈글해지면 일단 추출시기로 봐야한다. 시간이 지나면 다시 효소 액이 재료 속으로 들어가 팽창할 수 있다. 설탕의 끈적임 정도, 맛, 향 등을 고려해 판단한다. 활성화가 끝나면 재료의 특유의 맛이나 색깔이 엷어질 수 있다.

또 거르지 않고 오래 두면 잡냄새와 잡맛이 생길 수 있다.

다섯째, 추출 후 효소 발효액은 좋은 항아리에 옮겨 숙성 보관한다.(필자는 많은 양의 효소를 담글 때는 특별 주문하여, 위생 처리 제작된 대형 텅스턴 통을 사용하고 있다. 그러나 추출 후는 꼭 항아리로 옮겨 숙성 보관함.)

이 때, 공기와 접촉 못하도록 입구를 비닐로 틀어 막느냐? 아니면 공기와 접촉하도록 광목이나 한지로 막고 고무줄로 입구를 묶어주느냐? 하며 여러 연구가들의 논란도 있다. 필자는 상온에서 보관하며, 항아리 입구에 한지나 광목, 또는 큰 선물 보자기 등을 활용하고 있다. 물론 공기 중 초산균의 작용에 의해 약간 시큼해 질 수는 있다.

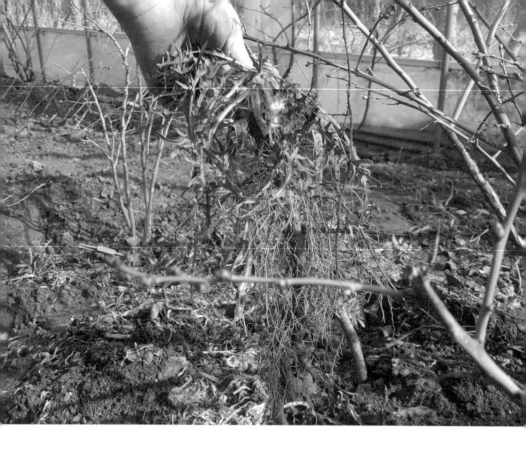

흰 민들레

효소 만들기

| **채취** | 지역에 따라 채취시기가 다를 수 있다. 이른 봄, 잎이 덜 자란 민들레 뿌리를 채취한다. 필자의 경우 경기도 하남시 미사동 소재 블루베리 밭(600평)에서 채취하고 있다. 7년생 블루베리 밭으로 소유주가 필자와 의형제를 맺은 사이로 천연퇴비만 사용하여 만든 밭이다.토양에 반해 그 밭에서만 흰민들레를 채취하고 있다. 흰 민들레 씨만 퍼뜨렸고, 블루베리와 친환경 토양의 영양분을 나누어 먹는다. |

금년에는 2017년 4월 1일 흰 민들레를 채취했다. 동면을 이기고 막 나온 것으로 잎줄기는 작고 뿌리는 길게는 50cm이상이며 두꺼웠다. 씻을 때 뿌리를 조금 맛보았다. 쌉쌀한 인삼맛이 나며 더덕 뿌리처럼 우유 빛 진액이 흘러나온다. 잎은 주로 겉절이와 쌈으로 먹으며 부드럽고 달큼한 맛과 향을 낸다.

| **효능** | 잎, 뿌리에서 나오는 우유 빛 진액은 염증을 치료하며 간과 위벽을 보호하는데 탁월한 효능이 있다고 한다. 항암 및 정력에도 좋으며 약성이 뛰어나다. |

| **재료 다듬기** | 흐르는 물에 여러번 씻고 행군다. 손가락과 칫솔 등으로 불순물을 제거한 후 3시간 정도 소쿠리에 넣고 물기를 제거한다. 뿌리를 1~2cm 가위로 잘라서 삼투압현상과 발효 |

가 활발하도록 표면적을 넓힌다.

설탕 배합   설탕과 민들레 뿌리를 4:5의 비율로 혼합한다. 배합 비율은 따로 정해진 것은 없다.

하지만 재료의 특성을 살펴서 발효 활동에 방해되지 않도록 설탕의 비율을 조정한다.

설탕의 비율에 따라서 발효가 안 되서 죽은 효소가 되거나, 잡균이나 곰팡이가 생길 수 있다. 자세한 내용은 다른 장에서 좀 더 부연 설명하고자 한다.

담기   반나절 정도 후에 민들레 뿌리에 설탕이 흡수되기 시작하면 항아리에 켜켜이 담는다.

이렇게 눌러주어야 발효가 잘 이루어진다. 항상 설탕이 녹으면서 아래로 내려가기 때문에 총 설탕 양을 조절해서 윗부분에 재료가 보이지 않을 정도로 설탕을 덮어 준다. 잡균의 침범을 막는 효과도 생긴다. 용기는 용량이 설탕과 재료가 4/5정도 찰 수 있는 것으로 준비한다. 전년도 동일 효소발효액은 아직 효소 활동이 살아있으니 담는 사이사이 뿌려주면 활성화가 잘 된다.

봉하고 이름표 붙이기   항아리 입구를 광목이나 한지 또는 잘 세탁한 선물용 보자기로 싸고 고무줄로 단단히 묶는다. 간혹 끊어져서 초파리가 침범할 수 있으니 고무줄을 두 개 사용하길 권한다.

항아리 옆이나 입구 위에 재료와 설탕 무게, 담근 날짜, 추출 날짜, 특이점 등을 써 붙인다.

관리
설탕이 녹으면서 재료 덩어리가 아래로 내려가기 때문에 용기에 가득 채워 담아도 된다.

봄에는 4~5일이 지나면 위에 덮은 설탕이 부분적으로 녹아 누렇게 변한다. 5~6일이 지나면 위가 빙산이 녹은 것처럼 설탕 산맥이 생기고 수액이 생기며 재료가 뜬다.

아직 밑에 설탕이 두텁게 쌓여있다 . 이때부터 매일 한두 번씩 위아래로 저어 설탕을 녹인다. 일주일정도 저으면 밑에 설탕이 쌓이지 않는다. 그 후는 거를 때까지 며칠에 한번 저어도 된다.(불안하면 매일 저어도 좋다.) 저어주는 시기를 놓치면 재료에 푸른 곰팡이나 흰 곰팡이가 생길 수 있다. 흰곰팡이는 유익 균에 속하고, 자주 저어주면 발효균에 먹혀 점차 없어진다. 그러나 푸른 곰팡이는 처치가 어렵다.

추출
(거르기)
추출의 시간은 따로 정할 수 없다. 담는 방법이 사람마다 조금씩 다르다. 또 나름 노하우를 가지고 있는 전문가도 많다. 전년도 재료의 종류나 설탕비율, 환경 등에 따라 추출시기를 달리해야 한다. 가라앉은 설탕이 없고 재료가 쭈글쭈글해지면 일단 추출시기로 봐야한다. 시간이 지나면 다시 효소 액이 재료 속으로 들어가 팽창할 수 있다. 설탕의 끈적임 정도, 맛, 향 등을 고려해 판단한다. 활성화가 끝나면 재료의 특유의 맛이나 색깔이 엷어질 수 있다. 또 거르지 않고 오래 두면 잡냄새와 잡맛이 생길 수 있다. 필자는 3주에서 3개월 정도 재료마다 추출시기를 다르게 하고 있다.

숙성 및 보관 추출하여 재료를 걸러낸 원액은 믿을 수 있는 항아리에 옮겨 담는다. 항아리 입구를 광목이나 한지 또는 잘 세탁한 선물용 보자기로 싸고 고무줄로 단단히 묶는다. 간혹 끊어져서 초파리가 침범할 수 있으니 고무줄을 두 개 사용하길 권한다.

또 담글 때 붙인 이름표를 가져다 추출 날짜를 기입하고, 항아리 옆이나 입구 위에 붙인다. 추출 후부터 음용해도 된다. 단, 효소화가 완전히 이루어지려면 2~3년 걸릴 수도 있다.

숙성이 잘 이루어지면 초파리의 접근은 줄어든다. 냉장, 냉동 보관 등 보관방법에 여러 견해가 있다. 필자는 상온 보관을 권한다. 그러나 물과 희석하여 음용할 경우는 냉장보관을 권하며 2~3일내 소비하는 것이 좋다.

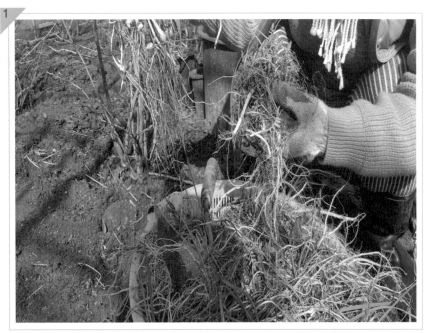

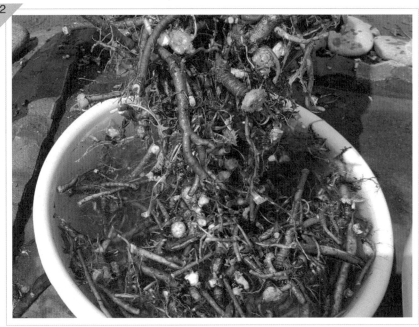

1 흰 민들레 채취 2 재료 다듬기

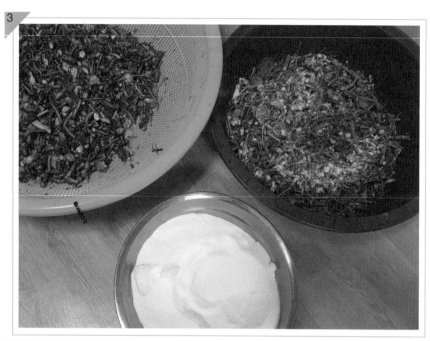

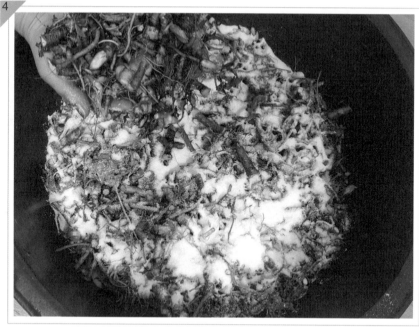

3 만들기 준비 4 설탕 배합

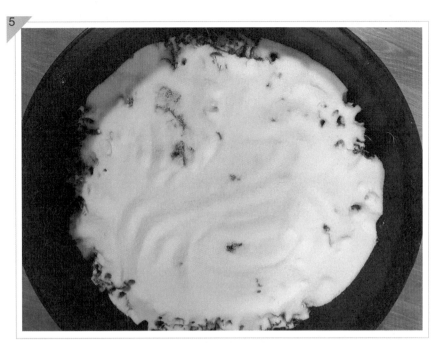

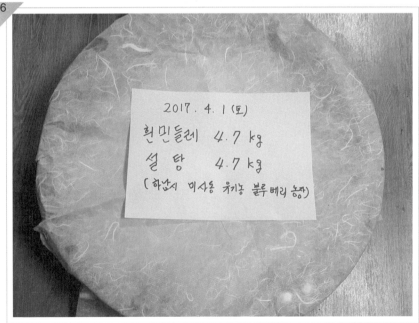

2017. 4. 1 (토)

흰민들레   4.7 kg

설 탕   4.7 kg

(하남시 미사동 유기농 블루베리 농장)

5 담기   6 봉하고 이름표 붙이기

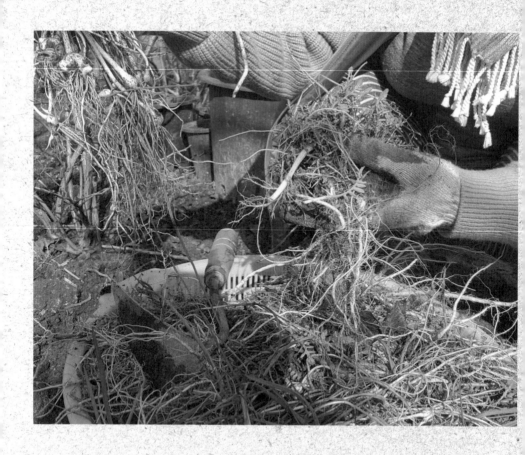

흰 민들레

일시: 2016년 4월 6일 오후 ①

— 재료 채취 : 2016년 4월 6일 오후

— 담그기 : 2016년 4월 7일 목요일 오후 2시

장소: 미사리 하우스 효소 연구실 ②

재료: 블루베리 밭에서 약 13kg 흰민들레 채취 ③

항아리(40L)에 민들레뿌리 6kg+설탕 6kg, 항아리(40L)에 민들레뿌 ④
리 7kg+설탕 7kg

- 효소 5스푼(50g)씩 섞음
- 과정은 사진 촬영(폰카)함

효소 담글 때 실내온도 14도였음 ⑤

- 특이한 점
  - 민들레 뿌리는 큰 뿌리 ,잔 뿌리로, 큰 뿌리는 하나 또는 여러 개로 되어있고, 길이가 가늘게(두께1mm이상) 50cm 넘는 것도 있으며, 삽으로 깊게 파도 뿌리가 잘려 나올 정도로 흙이 부드럽고 뿌리가 깊이 내림. 굵기는 1mm에서 5mm이상이다. 하얀 꽃이 피며, 흰꽃 민들레가 귀하며 약효가 좋다고 한다
  - 뿌리 향이 강하고 좋으며, 하얀 진액이 나온다
  - 큰 다라이에 물을 가득 넣고 들었다 났다 하며 1번 행궈, 흙을 털어 내고, 두 번 째 행궈 잔흙 제거, 세 번째는, 뿌리에 붙은 불순물 등을 제거하고(칫솔이나 손톱), 물을 빼고 나서, 물기가 약간 있는 상태에서 효소로 담그다.

■ 처음 담글 때, 40리터 항아리 2/3 정도였으나, 2일 뒤인 오늘
1/3 정도가 됨.
발효 속도 빠름.

■ 추가 활동
● 7일후 13일 위아래 섞어 줌. 설탕 덩어리 조금은 용기 벽에 묻
어 있고, 반쯤 잠겨있었음
● 두 항아리 내용물을 한 항아리도 옮김

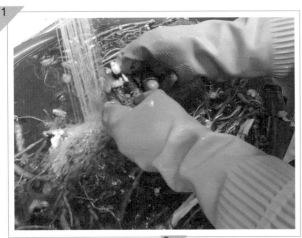

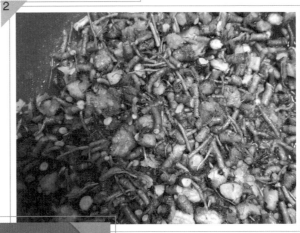

< 민들레 효소 차 >
민들레 뿌리 1.6kg
설탕 1kg
-2017. 4. 6. 옥-
마자리 불루베리 밭 채취!

---

1 재료 다듬기 2 담기 3 봉하고 이름표 붙이기

① 채취(2017년 4월 1일. 토. 미사리)

- 미사리 불루베리 밭에서 흰 민들레 채취(폰 사진 참조)
- 첫 민들레(꽃 피기 전. 동면을 막 이기고 나온 재료 사용)
- 미사리 마을은 수도권이지만 좀 추운 지역이라 아직 꽃이 피지 않음. 좀 따뜻한 중부이남 지역은 꽃이 피었음.

- 잎줄기는 가늘고 작고, 뿌리가 길고[작년사진과 비교] 두꺼움 "잎줄기는 겉절이, 나물용으로 이용하는데, 밭주인인 형수가 이미 담근 겉절이를 내놓음. 쓴맛은 전혀 없고 부드럽고 달콤한 맛임. 5kg 남짓 삽으로 케서, 씻을 때 뿌리 조금 먹어보니 쌉쌀하며 인삼 맛이 나며 더덕에서처럼 하얀 액이 나오고 있음" 완전 약초!

- 민들레 하나를 세 번 연속 촬영한 까닭은?
 1)모양 2)뿌리의 깊이 3)막 캤을 때의 진액 분비되는 상태임을 보이기 위함.

- 민들레 네 뿌리의 사진은, 위부터 1년생, 2년생, 다년생 순서의 구분을 위해서 임.

담기(2017년 4월 1일. 토. 별내동 아파트 거실)

잘 씻은 후 3시간정도 물을 뺌. 소쿠리에 넣고 물기 완전히 제거, 건조 시킨 후, 설탕 4.7kg, 흰 민들레뿌리 4.7kg과 효소 10g정도로 담금. 작년은 토막을 내지 않았으나 이번에는 가위로 2cm정도 잘라 설탕 버무림. 저녁에 다라이에서 12L 항아리에 옮겨 담음. 거실 온도 23도.

2017년 4월 3일. 07시. (아파트 거실)

설탕이 항아리 바닥에 조금 쌓여있음. 위 아래로 저으니 설탕 다 녹아 섞임. 흡수되어 액체가 많고 민들레 뿌리는 물렁거림. 맛을 보니 더덕 향과 같은 특유한 향이 나며 목구멍 뒤로 몸속에 퍼진 향이 오래 머물다. 폰 사진 참조!

2017년 4월 4일 07시 (아파트거실)

바닥 설탕 조금 깔려있으나 저으니 금방 액체 상태로! 작은 기포 거품이 생기며 높이가 조금 내려 앉음. 어제는 수면위로 민들레 줄기가 뻗쳐 올라왔으나 오늘은 완전히 잠긴상태임. 이제부터 며칠 간격으로 저어도 좋을 듯함.

2017년 4월 7일

설탕 없고 민들레 뿌리 수액에 잠겨 있음. 1주일 후 민들레 차 추출. 그때에 다시 관찰 예정임. 설탕 녹아 없어져 젓지 않고 그대로 둠

2017년 4월 13일.

2016년 4월 6일에 미사리 밭에서 캐온 민들레 뿌리로 민들레 효소

1 주스용으로 담다.

일주일 경과.

전보다 담은 양에 비해 수액이 많음. 뒤집으면 세제 거품과 같은 크기와 색의 방울이 뒤덮힘. 뿌리에 간이 든 느낌. 아직 뿌리는 단단하며 쌉쌀한 뒷맛의 여운이 오래 감.

단맛은 적고 간이 밴듯해서 밍밍하지는 않음. 거실이라 실내온도는 15~20도내외

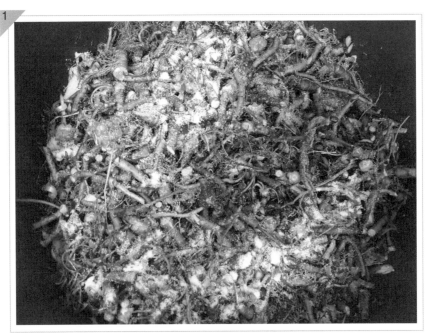

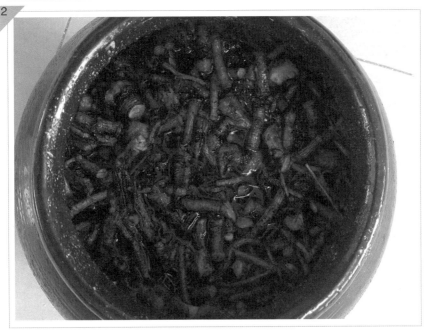

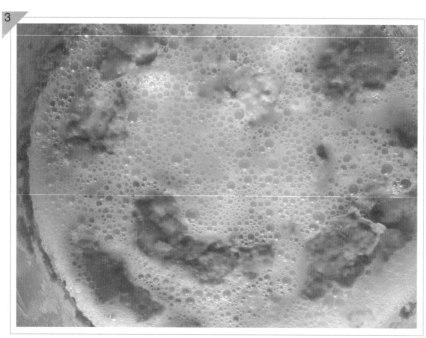

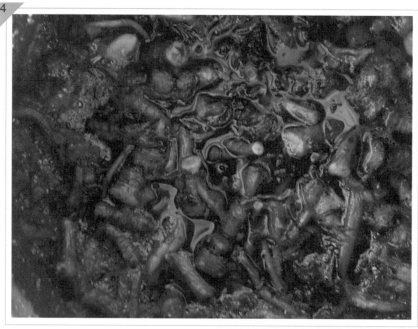

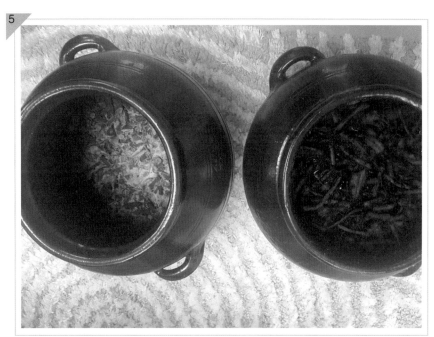

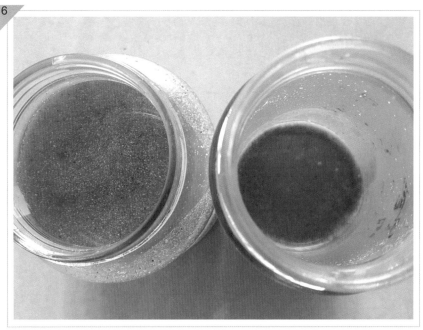

① **| 설탕 양 다른 두 효소 비교 실험 결과|**

〈2017년 4월 18일.화〉
　설탕 1:1민들레 효소와 1:1.6(5:8)의 설탕양 적은 민들레 효소 주스
비교

폰 사진 비교할 것!(17.4.18.07시)
　　─ 같은 크기의 항아리이며, 왼쪽은 민들레:설탕 1:1, 오른쪽 항아
　　　리는 5:8.
　　둘다 환경 조건은 같음.
　　─ 설탕 비율 1:1항아리는 발효 기포가 가득하고 곰팡이 없음
　　─ 오른쪽 설탕 대 민들레 비율 5:8은 흰곰팡이 가득함.
　　양쪽 최근 4일간 젓지 않은 상태 .
　　설탕 기는 7일 전부터 없었음

　|결론|
　설탕 양이 다른 효소발효액은 발효기간에 따라 상태가 달라짐.
　즉, 설탕 양이 적으면 단기간 추출해야하고 김치냉장고 정도의 온
도로 저온 보관해야 해야 하며 음용 후 소진시켜야 함.
　반면, 재료와 설탕비율 1:1은 2017년 6월 26일 현재 거실에서 상
온 보관 중이며 맛과 향이 좋고, 여전히 초파리가 모여 듬. 즉, 발효
가 계속 되고 있다는 증거임.

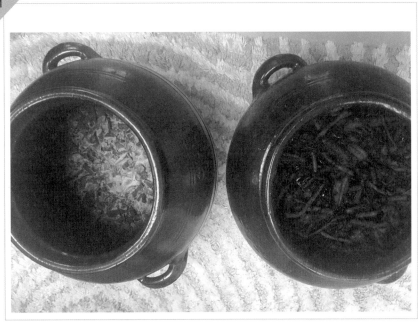

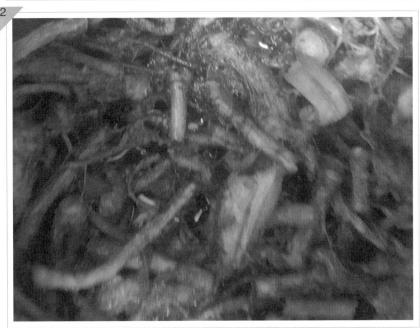

1 왼쪽은 민들레:설탕 1:1, 오른쪽 항아리는 5:8. 2 설탕 비율 1:1항아리는 발효 기포가 가득하고 곰팡이 없음

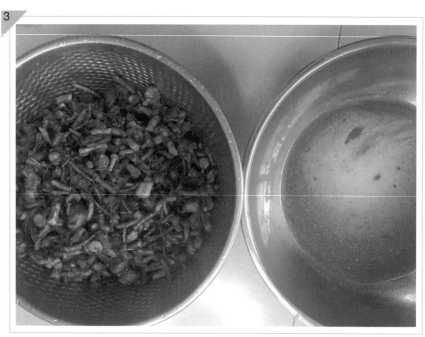

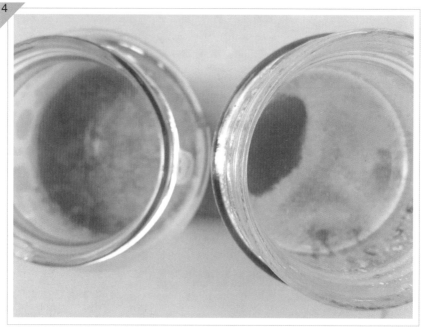

3 오른쪽 설탕 대 민들레 비율 5:8은 흰곰팡이 가득함.　4 양쪽 최근 4일간 젓지 않은 상태 .

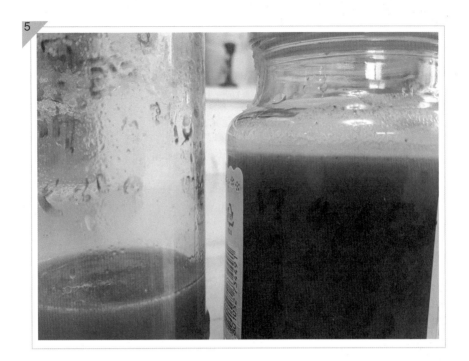

5 설탕 기는 7일 전부터 없었음

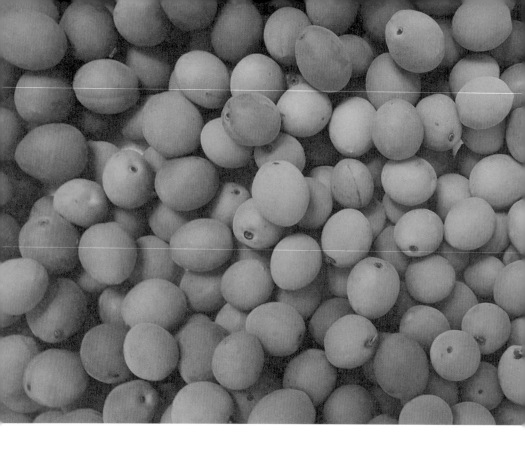

매실

효소 만들기

채취

매화나무는 주로 경상도 전라도 지방에서 재배되었으나 중부에서도 재배되고 있으며, 지역에 따라 채취 시기가 다를 수 있다. 첫 매실은 대개 6월 초에 구할 수 있다. 필자의 경우 5월 중순경 대형 마트에 사전 주문하고 6월 첫 주에 담는다.

금년에는 6월 1일 도착했는데 재미있는 헤프닝이 벌어졌다. 오전에 필자를 나름 효소 연구가로 아는 마트 점장에게 전화가 있었다. 주문한 70kg의 매실이 마트로 도착했으니 속히 작년처럼 미사리 효소연구소로 배달하겠다는 것이다.

효소에 관련한 이론과 실천에 관한 책 집필에 몰려있는 필자는 이번에는 집에서 담글 사정이니 현관 앞에 두고 가시라고 했다. 담고 매일 저으려면 집 거실이 편하다. 매실 도착 무렵 마침 필자는 외부에 있었다.

아들이 들어오다 현관입구에서 큰 스티로폴 상자 7개를 보았다. 전화로 묻기에 들여 놓으라고 했다. 아들이 들어오다 보았고, 85세 모친도 복지관 다녀오다 보았다. 잠시 늦장 부린 아들이 나가보니 글쎄 7개 매실 박스가 없어진 것이다. 연락을 받고 좀 황당했다. 사후처방으로 아파트 CCTV라도 검색해 보리라 생각했다. 다시 주문하기는 너무 늦고 다른 곳을 알아보려면 유기농법을 사용해 키운 매실인지 검증시간도 필요하고, 중순경이나 구입 가능한 인근 수도원 매실(매년 60kg정도 구입해 2차로 담지만 크기와 수액 종자가 조금 달라서 효소상태가 조금 다름. 추출효소 비교연구 중임. 내용물 특히 효소발효액의 색의 변화를 비교하고 있음.)로 담글 수밖에 없겠구나. 하며 아쉬워하고 있었다. 그런데 얼마 후 아들에게 전화가 왔다. 혹시나 해서 마트담당 직원에게 전화했더니 다시 가져갔다는 것이다. 문밖에 그대로 있었으니 잘되었다 싶었나보다. 마트 점장의 전화가 다시 왔고, 이유인즉 다른 고객에게 컴플레인이 들어왔는데 매실 상태가 좋지 않아 모두 회수했다는 것이다. 다음 다음날 더 좋은 매실이 배달되었다. 농장주가 얼마나 급했는지 비닐에 포장하고 넣지 않은 채, 스트로폴 박스 안에 매실만 담겨 있었다. 매실과 스트로폴 조각이 섞여 있어서 세척은 힘들었다.

그래서 금년에는 6월 3일 구입하고 다음날(2017.6.4.) 담게 된 것이다.

효능　매실 효소 발효액은 위장병에 효과가 있다. 소화제의 역할도 하며, 복통, 설사에 잘 듣는다. 또 항균, 살충 작용이 있어서 인체 내의 독소 해소에 탁월하다.

재료 다듬기　단단한 청 매실은 큰 통에 넣고 여러 번 씻고 행군 후 물기를 제거한다. 바구니에 담아 하루 이틀 통풍이 잘 드는 곳에 두면 말랑해진다. 저절로 꼭지도 떨어진다. 썩은 것과 불량품은 골라내고 꼭지 부분이 다 제거되었는지 확인한다.

설탕 배합 매실과 설탕의 무게는 1:1로 한다. 종자가 수분이 많을 경우 설탕을 조금 더 넣는다.

설탕의 비율에 따라서 발효가 안 되서 죽은 효소가 되거나, 잡균이나 곰팡이가 생길 수 있다. 자세한 내용은 다른 장에서 좀 더 부연 설명하고자 한다.

담기 항아리 밑 부분에 설탕을 살짝 덥는다. 매실과 설탕을 켜켜이 담고 빈틈없이 눌러준다. 이렇게 눌러주어야 발효가 잘 이루어진다. 이 때 전년도 매실 발효액을 적당하게 뿌려준다.

항상 설탕이 녹으면서 아래로 내려가기 때문에 총 설탕 양을 조절해서 설탕을 남겨 윗부분에 재료가 보이지 않을 정도로 설탕을 덮어 준다. 잡균의 침범을 막는 효과도 생긴다. 용기는 용량이 설탕과 재료가 4/5정도 찰 수 있는 것으로 준비한다. 전년도 동일 효소발효액은 아직 효소 활동이 살아있으니 담으며 사이사이 뿌려주면 활성화가 잘 된다.

봉하고
이름표
붙이기

항아리 입구를 광목이나 한지 또는 잘 세탁한 선물용 보자기로 싸고 고무줄로 단단히 묶는다. 간혹 끊어져서 초파리가 침범할 수 있으니 고무줄을 두 개 사용하길 권한다.

관리

항아리 옆이나 입구 위에 재료와 설탕 무게, 담근 날짜, 추출 날짜, 특이점 등을 써 붙인다.

설탕이 녹으면서 재료 덩어리가 아래로 내려가기 때문에 용기에 가득 채워 담아도 된다.

여름의 경우 2~3일이 지나면 위에 덮은 설탕이 부분적으로 녹아 누렇게 변한다. 4~5일이 지나면 위가 빙산이 녹은 것처럼 설탕 산맥이 생기고 수액이 생기며 재료가 뜬다.

아직 밑에 설탕이 두텁게 쌓여있다 . 이때부터 매일 한두 번씩 위아래로 저어 설탕을 녹인다. 일주일정도 저으면 밑에 설탕이 쌓이지 않는다. 그 후는 거를 때까지 며칠에 한번 저어도 된다.(불안하면 매일 저어도 좋다.) 저어주는 시기를 놓치면 재료에 푸른 곰팡이나 흰 곰팡이가 생길 수 있다. 흰곰팡이는 유익 균에 속하고, 자주 저어주면 발효균에 먹혀 점차 없어진다. 그러나 푸른 곰팡이는 처치가 어렵다.

추출(거르기) 필자는 담근 매실의 상태를 보고 시기를 정한다. 천연 효소를 첨가해 발효 활동과 삼투압 작용이 활성화되기 때문에 담근 후 보통 4주가 되면 추출하여 항아리에 숙성시킨다. 매실이 충분히 쭈글거리고 수액이 맑고 연한 낙엽 색으로 되기 때문이다. 추출의 시간은 따로 정할 수 없다. 담는 방법이 사람마다 조금씩 다르다. 또 나름 노하우를 가지고 있는 전문가도 많다. 전년도 재료의 종류나 설탕 비율, 환경 등에 따라 추출시기를 달리해야 한다. 가라앉은 설탕이 없고 재료가 쭈글쭈글해지면 일단 추출시기로 봐야한다. 시간이 지나면 다시 효소 액이 재료 속으로 들어가 팽창할 수 있다. 설탕의 끈적임 정도, 맛, 향 등을 고려해 판단한다. 활성화가 끝나면 재료의 특유의 맛이나 색깔이 엷어질 수 있다. 또 거르지 않고 오래 두면 잡냄새와 잡맛이 생길 수 있다. 필자는 조건과 환경을 나누어 담을 경우 보통 3주에서 3개월 정도 추출 시기가 다르다.

숙성 및 보관 추출하여 재료를 걸러낸 원액은 믿을 수 있는 좋은 항아리에 옮겨 담는다. 항아리 입구를 광목이나 한지 또는 잘 세탁한 선물용 보자기로 싸고 고무줄로 단단히 묶는다. 간혹 끊어져서 초파리가 침범할 수 있으니 고무줄을 두 개 사용하길 권한다.

또 담글 때 붙인 이름표를 가져다 추출 날짜를 기입하고, 항아리 옆이나 입구 위에 붙인다. 추출 후부터 음용해도 된다. 단, 효소화가 완전히 이루어지려면 2~3년 걸릴 수도 있다.

숙성이 잘 이루어지면 초파리의 접근은 줄어든다. 냉장, 냉동 보관 등 보관방법에 여러 견해가 있다. 필자는 직사광선은 피하고 상온 보관을 권한다. 그러나 물과 희석하여 음용할 경우는 냉장 보관을 권하며 2~3일내 소비하는 것이 좋다.

※필자의 매실 효소 실제 담기 과정을 참고하기 바람!

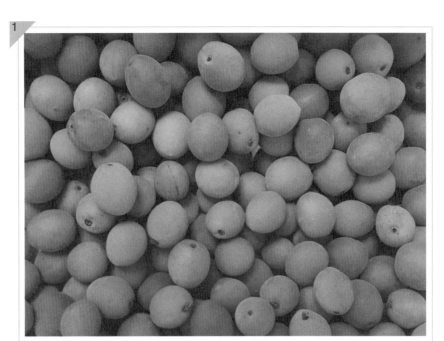

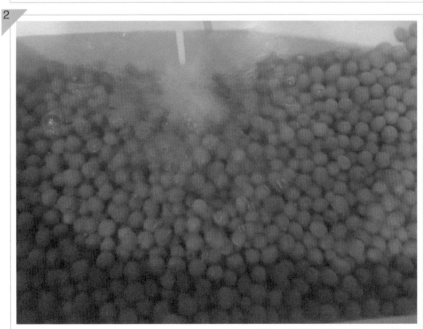

1 매실구입 2 재료 다듬기

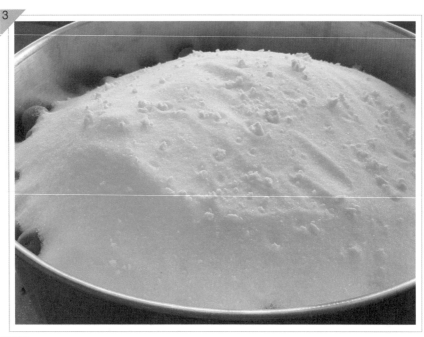

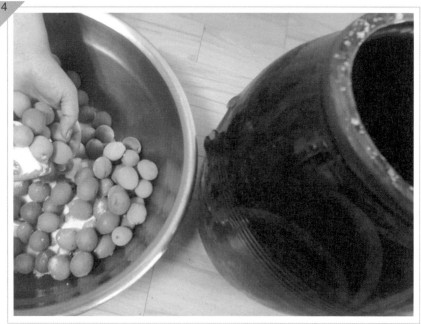

3 설탕 배합   4 담기

134

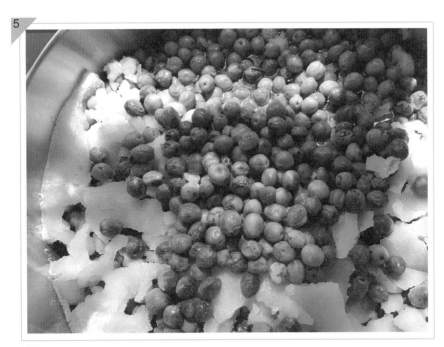

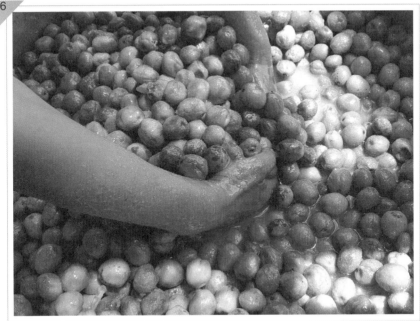

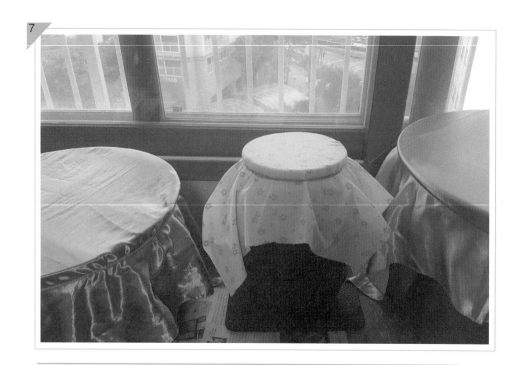

3 항아리에 보관

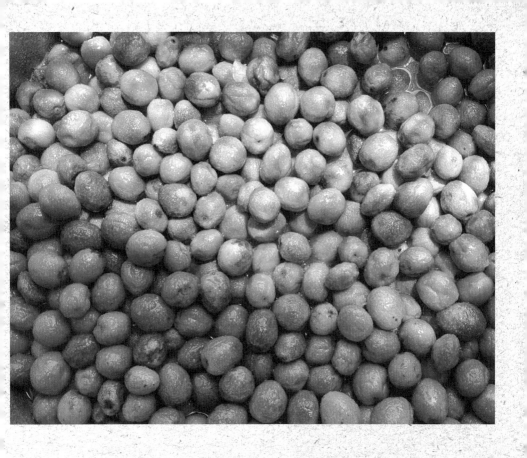

매실

 .작년(2016년 6월 2일, 60kg)에 구입했던 대형 거래처 △△마트에서 5월 중순, 70kg 구매 예약하다.

 · 6월 3일 오후도착 했다.(6월 1일 도착했으나 스스로 나쁘다고 판단해서 수거해 가서 6월 3일 오후 재 배달) · 물건 상태 아주 양호하다.

 (폰카 참조!!)

. 45kg, 20kg, 5kg으로 나누어 물에 1시간정도 담궈 두다. 껍질에 붙은 미생물 제거하기 위함이다. 세척 후 바구니에 건져 놓다.(오후 7시)

 · 상태를 보고 내일이나 모레쯤 담글 예정이다.

만 하루만에, 100kg용량 주문 제작한 텅스턴 통에 설탕45kg, 잘 건조된 매실 45kg 천연가루효소50g, 50kg용량 작은 텅스턴 통에 설탕 20kg 매실 20kg 천연가루효소 30g, 16kg용량 항아리에 설탕5kg 매실5kg 천연가루효소효소 10g 담고 과정을 촬영하다. 천연효소가 없으면 지난해 효소 발효액을 뿌려준다. 항아리와 비항아리 숙성과정 비교하기 위해서 용기를 달리하다.

 ● 하루 물기 빼고 건조시키면 매실 꼭지가 저절로 분리된다.

- 금년은 아파트 환경에서 담고 안방 창가에 보관하다.
- 보자기로 덮고, 이름표 만들어 스티카를 용기에 붙이다.

③ 1차 확인(2017년 6월 7일 · 수)

3일 만에 열어보니 표면이 Ⅰ/5쯤 함몰되고, 위의 설탕이 부분적으로 녹고 있었다.

그냥 덮어두다.

④ 2차확인(2017년 6월 10일 · 토)

창가에 두어 6월의 햇빛을 사각으로 받다.

· 용기 위 표면이 3개 모두 빙산이 일부 녹은 모양이다
· 녹은 수액과 살얼음 같은 설탕 덩어리, 매실이 대략 1/3씩 공간을
 차지하다.

바닥에 밑에 Ⅰ/5정도 녹은 설탕이 쌓여 있다 모두 위 아래로 저어 섞어주다.

매실은 물렁해지고, 대부분 노랗게 변했고 일부는 이미 갈색으로 변하다.(천연효소가 많이 닿은 매실이라 사려 된다.

항아리와 텅스턴 용기 비교해 보니 상태가 별 차이가 없다.

⑤ 2017년 6월 11일. 일

오후에 위아래로 저어 올리다.

아직 바닥에 1/6정도 설탕이 쌓여 있다.

⑥ 2017년 6월 13일. 화

바닥 밑에 1/8정도 설탕이 쌓여 있음. 위아래로 저어 올리다.

① 주변에 초파리 수가 많아지다.

바닥에 쌓인 설탕은 없고 수액 맑으며 설탕 점성이 줄어 들다.

저어주다. 점성이 줄어들다.

설탕은 모두 녹아 없고 매실도 진한 갈색으로 변하다. 매실은 물렁하고 가볍다.
수액이 우유 빛으로 작은 거품이 많아지다. 위아래로 깊이 젓다.
저을 때 끈적임 적고 가벼운 느낌이다.
보통 젓고 나서 손을 씻을 때, 팔 꿈치 부근에 끈적임이 많았으나 오늘은 못 느끼다.
설탕이 포도당이나 과당으로 변하고 있다.

담근지 3주째. 항아리에 좀 더 우유 빛 거품이 많이 생기다. 역시 항아리가 텅스텐보다 발효활동이 좋다. 그러나 용량이 큰 항아리는 젓기가 불편하다,

절반가량의 매실이 쪼글쪼글하다. 표면에 약간의 유산균이 뜨다 흰 곰팡이가 보이다.

저어주니 곧 없어지다.

12 2017년 7월 2일. 일

저어주다. 우유 빛 거품이 가득 생기다. 컵에 따라 맛과 색 살피다.
색은 은색이고 맛은 아직 달다.

13 2017년 7월 7일.금

저어주다. 맛보다. 신맛이 조금 난다. 색은 여리다.

14 2017년 7월 9일.일

35일째. 추출하다. 매실이 모두 쭈글쭈글해지다. 120리터 큰항아리
5/4 채우고, 20리터 작은 항아리에 2/3 채우고 입구만 보자기로 싸
고 고무줄로 묶다. 총 140kg중에 115kg정도 추출하다. 매실열매는
25kg이고 수분이 없다. 색은 갈색이 조금 섞인 진한 노랑색. 깊은 맛
이 나며 약간 시다. 위부분이 아래부분 보다 조금 더 신맛이 나다. 초
산균, 유산균이 섞여 떠 있기 때문이다.

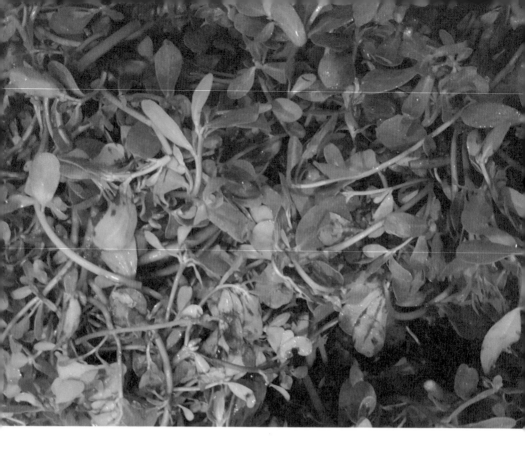

쇠비름

효소 만들기

채취   쇠비름은 번식력이 강하며 퍼지는 속도와 성장 속도가 무척 빠르다. 그래서 어디서나 구할 수 있다. 하지만 필자는 좋은 토양에서 서식하는 것을 채취하도록 적극 권한다. 지역에 따라 채취시기가 다를 수 있다. 쇠비름은 4월 중순부터 7월까지 채취할 수 있다. 그러나 효소 재료로는 너무 대가 크기전이나 줄기가 붉어지기 전, 꽃이 피기 전에 연한 것을 채취하면 약효가 세다. 필자는 쇠비름으로 나물을 만들어 먹어보았다.

줄기가 미끌미끌해서 두 번 다시 먹기는 싫었다. 대개는 봄철에 참비름 나물을 많이 먹는다. 다소 생김새는 다르다. 필자도 가끔 봄에 참비름 나물을 고추장에 비벼 먹는데 별미다.

효능   쇠비름은 잎, 줄기, 꽃, 뿌리 등의 색깔이 달라 음양오행의 모든 기운을 담은 약초라고도 한다. 민간요법으로 야외에서 벌레에 물렸을 때 생즙을 바른다. 항암 작용 항균작용이 있으며 해독, 이뇨제로도 쓰인다. 오메가3와 비타민E 등이 다량 함유되어 피를 맑게 한다고 한다.

재료 다듬기   쇠비름의 잎, 줄기, 뿌리를 흐르는 물에 여러 번 씻고 행군다. 손가락과 칫솔 등으로 불순물을 제거한 후 3시간 정도 소쿠리에 넣고 물기를 제거한다. 뿌리를 2~3cm 가위로 잘라서 삼투압현상과 발효가 활발하도록 표면적을 넓힌다.

설탕 배합 쇠비름과 설탕의 비율은 1;1의 비율로 혼합한다. 배합 비율은 따로 정해진 것은 없다.

하지만 재료의 특성을 살펴서 발효 활동에 방해되지 않도록 설탕의 비율을 조정한다.

설탕의 비율에 따라서 발효가 안 되서 죽은 효소가 되거나, 잡균이나 곰팡이가 생길 수 있다. 자세한 내용은 다른 장에서 좀 더 부연 설명하고자 한다.

담기 반나절 정도 후에 쇠비름 설탕이 흡수되기 시작하면 항아리에 켜켜이 담고 눌러준다.

이렇게 눌러주어야 발효가 잘 이루어진다. 항상 설탕이 녹으면서 아래로 내려가기 때문에 총 설탕 양을 조절해서 윗부분에 재료가 보이지 않을 정도로 설탕을 덮어 준다. 잡균의 침범을 막는 효과도 생긴다. 용기는 용량이 설탕과 재료가 4/5정도 찰 수 있는 것으로 준비한다. 전년도 동일 효소발효액은 아직 효소 활동이 살아있으니 담으며 사이사이 뿌려주면 활성화가 잘 된다.

봉하고 이름표 붙이기	항아리 입구를 광목이나 한지 또는 잘 세탁한 선물용 보자기로 싸고 고무줄로 단단히 묶는다. 간혹 끊어져서 초파리가 침범할 수 있으니 고무줄을 두 개 사용하길 권한다. 항아리 옆이나 입구 위에 재료와 설탕 무게, 담근 날짜, 추출 날짜, 특이점 등을 써 붙인다.
관리	설탕이 녹으면서 재료 덩어리가 아래로 내려가기 때문에 용기에 가득 채워 담아도 된다. 쇠비름의 경우 2~3일이 지나면 위에 덮은 설탕이 부분적으로 녹아 누렇게 변한다. 4~5일이 지나면 위가 빙산이 녹은 것처럼 설탕 산맥이 생기고 수액이 생기며 재료가 잠긴다. 아직 밑에 설탕이 두텁게 쌓여있다. 이때부터 매일 한두 번씩 위아래로 저어 설탕을 녹인다. 일주일정도 저으면 밑에 설탕이 쌓이지 않는다. 그 후는 거를 때까지 며칠에 한번 저어도 된다.(불안하면 매일 저어도 좋다.) 저어주는 시기를 놓치면 재료에 푸른 곰팡이나 흰 곰팡이가 생길 수 있다. 흰곰팡이는 유익 균에 속하고, 자주 저어주면 발효균에 먹혀 점차 없어진다. 그러나 푸른 곰팡이는 처치가 어렵다.

추출
(거르기)

쇠비름은 줄기에 수분이 많은 편이나, 추출의 시간은 따로 정할 수 없다. 담는 방법이 사람마다 조금씩 다르다. 또 나름 노하우를 가지고 있는 전문가도 많다.

전년도 재료의 종류나 설탕비율, 환경 등에 따라 추출시기를 달리해야 한다. 가라앉은 설탕이 없고 재료가 쭈글쭈글해지면 일단 추출시기로 봐야한다.

시간이 지나면 다시 효소액이 재료 속으로 들어가 팽창할 수 있다. 설탕의 끈적임 정도, 맛, 향 등을 고려해 판단한다. 활성화가 끝나면 재료의 특유의 맛이나 색깔이 엷어질 수 있다. 또 거르지 않고 오래 두면 잡냄새와 잡맛이 생길 수 있다. 필자는 3주에서 3개월 정도 재료마다 추출시기를 다르게 하고 있다.

숙성 및 보관 추출하여 재료를 걸러낸 원액은 믿을 수 있는 항아리에 옮겨 담는다. 항아리 입구를 광목이나 한지 또는 잘 세탁한 선물용 보자기로 싸고 고무줄로 단단히 묶는다. 간혹 끊어져서 초파리가 침범할 수 있으니 고무줄을 두 개 사용하길 권한다.

또 담글 때 붙인 이름표를 가져다 추출 날짜를 기입하고, 항아리 옆이나 입구 위에 붙인다. 추출 후부터 음용해도 된다. 단, 효소화가 완전히 이루어지려면 2~3년 걸릴 수도 있다.

숙성이 잘 이루어지면 초파리의 접근은 줄어든다. 냉장, 냉동 보관 등 보관방법에 여러 견해가 있다. 필자는 상온 보관을 권한다. 그러나 물과 희석하여 음용할 경우는 냉장보관을 권하며 2~3일내 소비하는 것이 좋다.

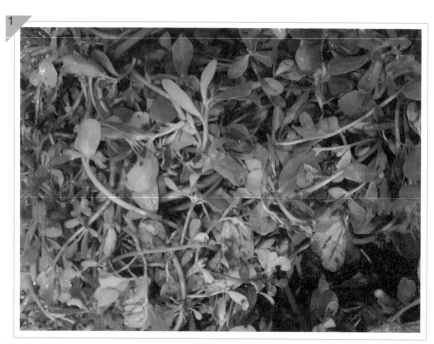

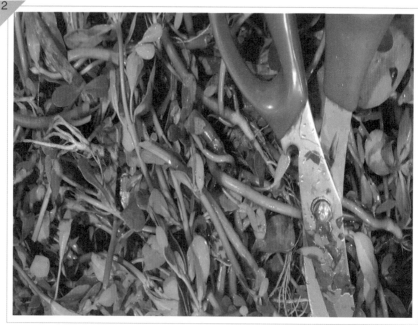

1 쇠비름 구입   2 재료 다듬기

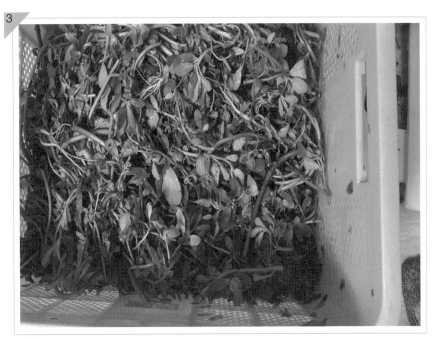

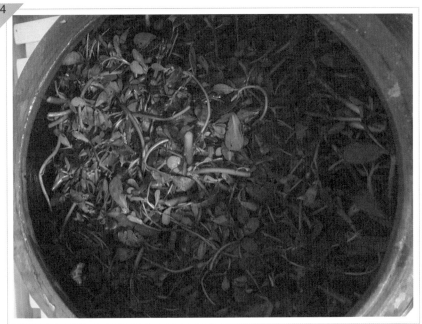

3 세척   4 담기

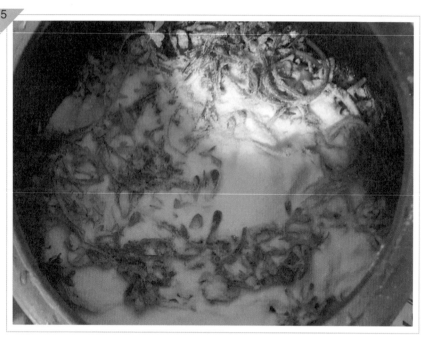

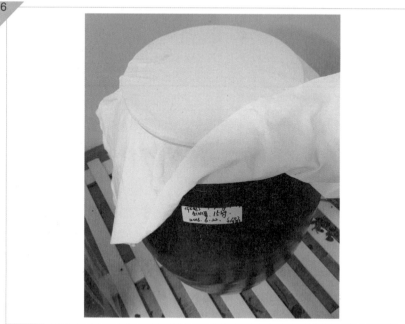

5 설탕 배합   6 봉하고 이름표 붙이기

150

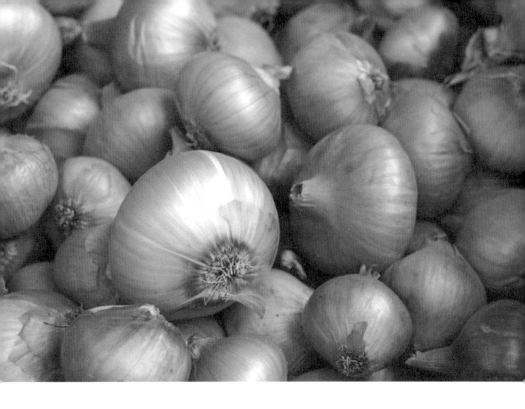

봄.여름.
가을

양파

효소 만들기

채취
　지역에 따라 채취시기가 다르지만 필자는 매년 강원도나 전라도지방에서 예약 채취한다.

　봄, 가을 양파도 있지만, 필자는 6월 중순경의 유기농 양파를 사용 한다. 대개 유기농 양파는 크기가 작고 껍질이 얇고 단단하다. 껍질이 붉게 윤기가 나며 껍질째 담는다.

효능
　양파의 효능을 살펴보다가 문득 한 학생이 생각났다. 2,000년대 중반부터 서울 소재 모 대학에서 7년여 야간에도 강의를 맡은 적이 있다. 물론 가정 형편상 주간에 일하고 야간에 공부를 하는 젊은 학생들도 있었지만, 대부분 학생들은 고등학교를 졸업하고 사회에 진출하여 나름 기반을 잡은 40대, 50대도 많았다.

직업군도 다양해서 금융업계 차장, 기업 과장이나 부장, 학교 서무, 일반직 공무원도 있었다, 빡세게 교육과정을 운영했기 때문에 저녁 10시경 수업이 끝났다. 주 1,2회는 수업이 끝나고 자연스럽게 학교 주변 식당이나 선술집에서 모였다. 수업 중 질문 받으면 두려우니 본인에게는 '질문을 하지 말아 달라.' 라든지 시간이 없으니 레포트를 줄여달라는 등의 귀여운 청탁, 세상사, 살아온 과정들이 가볍게 도마에 올랐다.

그 때 50대인 경기도 어느 지역 농협 간부인 열정적이고 건장한 K씨의 이야기가 떠오른다. K씨는 형편이 어려워 초등학교 때부터 고등학교 졸업 때까지 초지일관 도시락 반찬이 양파 조각과 된장뿐이었다고 한다. 그런데 50대가 된 지금도 소화력이 뛰어난 것은 그 때 양파를 많이 먹었기 때문이라고 확신에 차서 이야기 한 것이다.

양파의 효능 중에서 위장기능을 강화시켜 체력을 보강하는 효과가 있다고 한다. 또 혈액을 깨끗하게 하고 혈액순환을 도와 콜레스트롤을 낮춰 주는 효과도 있다. 때문에 양파는 고혈압 당뇨에도 효과가 탁월하다. 또 알러지 질환을 완화시켜 준다.

재료 다듬기

흐르는 물에 여러 번 씻고 행군다. 필자는 껍질까지 이용하며 보통 8토막이상으로 잘라 담는다. 대량으로 담는 경우는 잘 세척해서 기계에 갈아서 담기도 한다. 불순물을 제거한 후 3시간 정도 소쿠리에 넣고 물기를 제거한다.

설탕 배합

설탕과 양파의 무게를 1:1의 비율로 혼합한다. 재료에 포함된 수분이 함량이 다르기 때문에 배합 비율은 따로 정해진 것은 없다. 하지만 재료의 특성과 환경을 살펴서 발효 활동에 방해되지 않도록 설탕의 비율울 조정한다.

설탕의 비율에 따라서 발효가 안 되서 죽은 효소가 되거나, 잡균이나 곰팡이가 생길 수 있다. 자세한 내용은 다른 장에서 좀 더 부연 설명하고자 한다.

담기
　잘게 썰거나 껍질째 갈아서 설탕이 흡수되기 시작하면 항아리에 켜켜이 담는다.

　이렇게 눌러주어야 발효가 잘 이루어진다. 항상 설탕이 녹으면서 아래로 내려가기 때문에 총 설탕 양을 조절해서 윗부분에 재료가 보이지 않을 정도로 설탕을 덮어 준다. 잡균의 침범을 막는 효과도 생긴다. 용기는 용량이 설탕과 재료가 4/5정도 찰 수 있는 것으로 준비한다. 갈아 담근 양파는 용기에 2/3정도만 담는다. 전년도 동일 효소발효액은 아직 효소 활동이 살아있으니 담으며 사이사이 뿌려주면 활성화가 잘 된다.

봉하고 이름표 붙이기
　항아리 입구를 광목이나 한지 또는 잘 세탁한 선물용 보자기로 싸고 고무줄로 단단히 묶는다. 간혹 끊어져서 초파리가 침범할 수 있으니 고무줄을 두 개 사용하길 권한다.

　항아리 옆이나 입구 위에 재료와 설탕 무게, 담근 날짜, 추출 날짜, 특이점 등을 써 붙인다.

관리
　설탕이 녹으면서 재료 덩어리가 아래로 내려가기 때문에 용기에 가득 채워 담아도 된다.

　늦봄의 경우 4~5일이 지나면 위에 덮은 설탕이 부분적으로 녹아 누렇게 변한다. 5~6일이 지나면 위가 빙산이 녹은 것처럼 설탕 산맥이 생기고 수액이 생기며 재료가 뜬다. 아직 밑에 설탕이 두텁게 쌓여있다 . 이때부터 매일 한두 번씩 위아래로 저어 설탕을 녹인다. 일주일정도 저으면 밑에 설탕이 쌓이지 않는다. 그 후는 거를 때까지 며칠에 한번 저어도 된다.(불안하면 매일 저어도 좋다.) 저어주는 시기를 놓치면 재료에 푸른 곰팡이나 흰 곰팡이가 생길 수 있다. 흰곰팡이는 유익 균에 속하고, 자주 저어주면 발효균에 먹혀 점차 없어진다. 그러나 푸른 곰팡이가 생기면 처치가 어렵다.

추출
(거르기)

추출의 시간은 따로 정할 수 없다. 그러나 갈아 담근 양파는 활성화가 빨라 3주 후면 걸러도 된다. 담는 방법이 사람마다 조금씩 다르다. 또 나름 노하우를 가지고 있는 전문가도 많다. 전년도 재료의 종류나 설탕비율, 환경 등에 따라 유추하여 추출시기를 달리해야 한다. 가라앉은 설탕이 없고 재료가 쭈글쭈글해지면 일단 추출시기로 봐야한다. 시간이 지나면 다시 효소 액이 재료 속으로 들어가 팽창할 수 있다. 설탕의 끈적임 정도, 맛, 향 등을 고려해 판단한다. 활성화가 끝나면 재료의 특유의 맛이나 색깔이 엷어질 수 있다. 또 거르지 않고 오래 두면 잡냄새와 잡맛이 생길 수 있다. 필자는 3주에서 3개월 정도 재료마다 추출시기를 다르게 하고 있다.

숙성 및 보관 추출하여 재료를 걸러낸 원액은 믿을 수 있는 항아리에 옮겨 담는다. 항아리 입구를 광목이나 한지 또는 잘 세탁한 선물용 보자기로 싸고 고무줄로 단단히 묶는다. 간혹 끊어져서 초파리가 침범할 수 있으니 고무줄을 두 개 사용하길 권한다.

또 담글 때 붙인 이름표를 가져다 추출 날짜를 기입하고, 항아리 옆이나 입구 위에 붙인다. 추출 후부터 음용해도 된다. 단, 효소화가 완전히 이루어지려면 2~3년 걸릴 수도 있다.

숙성이 잘 이루어지면 초파리의 접근은 줄어든다. 냉장, 냉동 보관 등 보관방법에 여러 견해가 있다. 필자는 상온 보관을 권한다. 그러나 물과 희석하여 음용할 경우는 냉장보관을 권하며 2~3일내 소비하는 것이 좋다. 특히 양파 효소 액은 마시기 어려우니, 아로니아나 블루베리 등 과일 효소액과 적당 비율로 섞어 음용하면 마시기 쉽다.

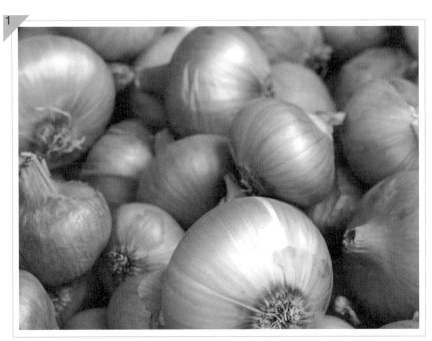

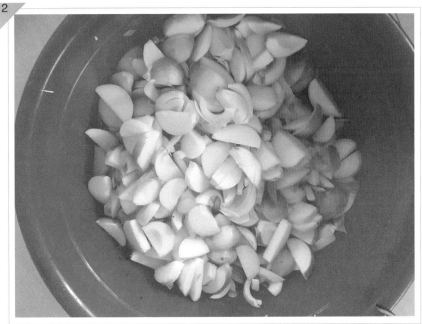

1 양파 구입 2 재료 다듬기

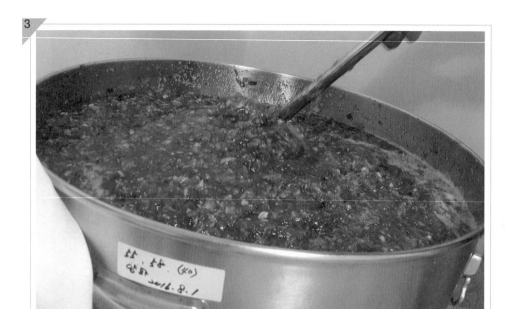

3 담기

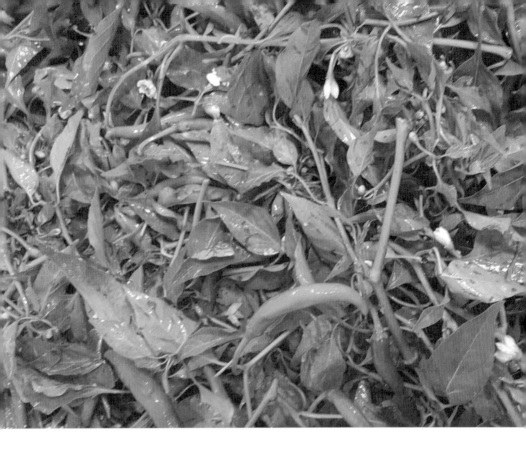

청양고추

효소 만들기

채취 지역에 따라 채취 시기가 다를 수 있다. 필자는 8월 중순경 끝물의 작은 청양고추와 잎, 연한 줄기를 채취하여 사용한다. 인근 수도원에서 어느 정도 수확이 끝난 고추밭에서 채취한다. 수도원은 씨뿌리기부터 모종 만들기, 심고 가꾸기를 수십 년 전부터 해오던 방식으로 농사짓고 있다. 물론 무농약, 미생물 농법으로 직접 만든 천연 퇴비 등을 사용한다. 필자는 2년 정도 수도원에서 거의 모든 농사일을 함께한 경험이 있다. 수도원은 자급자족이 원칙이라 6월부터 크고 실한 고추만 따서 식용에 사용한다. 필자는 밑 둥이 고추 잎 제거 작업 후 얻은 연한 고추 잎으로 나물을 만들어 비빔밥으로 먹는데 영양은 물론이고 쌉소름하고 맵고 달큼한 향과 맛에 취한다. 8월 초, 청양고추밭에서 고추 잎은 훑어 내고 매달린 고추들을 잔가지채로 꺾어 채취한다. 한 효능이 있다고 한다. 항암 및 정력에도 좋으며 약성이 뛰어나다.

효능 고추는 항균 작용이 뛰어나다. 항암 효과도 있으며 비타민A와 무기질이 풍부하다. 스트레스 해소, 다이어트에도 도움이 된다.

**재료
다듬기** 흐르는 물에 여러 번 씻고 행군다. 작은 고추는 반으로 자르고 큰 고추는 2번 자른다. 잎이나 고추에 붙은 불순물을 제거한 후 소쿠리에 넣고 살짝 물기를 제거한다.

설탕
배합

설탕과 고추의 무게를 1:1의 비율로 혼합한다. 고추효소의 경우 설탕을 10%정도 줄여도 된다. 고추 잎은 무게가 거의 없다. 하지만 재료의 특성을 살펴서 발효 활동에 방해되지 않도록 설탕의 비율을 조정한다. 설탕의 비율에 따라서 발효가 안 되서 죽은 효소가 되거나, 잡균이나 곰팡이가 생길 수 있다. 자세한 내용은 다른 장에서 좀 더 부연 설명하고자 한다.

담기

반나절 정도 후에 고추와 고추 잎에 설탕이 흡수되기 시작하면 항아리에 켜켜이 담는다.

빈틈없이 사이사이 설탕을 채워 눌러준다. 이렇게 눌러주어야 발효가 잘 이루어진다. 항상 설탕이 녹으면서 아래로 내려가기 때문에 총 설탕 양을 조절해서 윗부분에 재료가 보이지 않을 정도로 설탕을 덮어 준다. 잡균의 침범을 막는 효과도 생긴다. 용기는 용량이 설탕과 재료가 5/5정도 찰 수 있는 것으로 준비한다. 설탕이 녹으며 다른 효소보다 부피는 많이 줄어든다. 전년도 동일 효소발효액은 아직 효소 활동이 살아있으니 담으며 사이사이 뿌려주면 활성화가 잘 된다.

**봉하고
이름표
붙이기**

항아리 입구를 광목이나 한지 또는 잘 세탁한 선물용 보자기로 싸고 고무줄로 단단히 묶는다. 간혹 끊어져서 초파리가 침범할 수 있으니 고무줄을 두 개 사용하길 권한다.
항아리 옆이나 입구 위에 재료와 설탕 무게, 담근 날짜, 추출 날짜, 특이점 등을 써 붙인다.

관리

설탕이 녹으면서 재료 덩어리가 아래로 내려가기 때문에 용기에 가득 채워 담아도 된다.
여름이라 1~2일이 지나면 위에 덮은 설탕이 부분적으로 녹아 누렇게 변하며 푹 꺼진다.
이때부터 매일 한두 번씩 위아래로 저어 설탕을 녹인다. 일주일정도 저으면 밑에 설탕이 쌓이지 않는다. 그 후는 거를 때까지 며칠에 한번 저어도 된다.(불안하면 매일 저어도 좋다.) 저어주는 시기를 놓치면 재료에 푸른 곰팡이나 흰 곰팡이가 생길 수 있다. 흰곰팡이는 유익 균에 속하고, 자주 저어주면 발효균에 먹혀 점차 없어진다. 그러나 푸른 곰팡이는 처치가 어렵다.

추출(거르기)

추출의 시간은 따로 정할 수 없다. 담는 방법이 사람마다 조금씩 다르다. 고추효소는 추출시기를 조금 늦추어도 된다. 그리고 다른 효소에 비해 추출량이 적을 것이다. 나름 노하우를 가지고 있는 전문가도 많다. 전년도 재료의 종류나 설탕비율, 환경 등에 따라 추출시기를 달리해야 한다. 설탕의 끈적임 정도, 맛, 향 등을 고려해 판단한다. 활성화가 끝나면 재료의 특유의 맛이나 색깔이 엷어질 수 있다. 또 거르지 않고 오래 두면 잡냄새와 잡맛이 생길 수 있다. 필자는 3주에서 3개월 정도 재료마다 추출시기를 다르게 하고 있다.

고추효소는 추출 후 곧 양념으로 쓰면 유용하다. 그러나 오래되면 매운 맛이 사라지므로 음용하는 것이 좋다.

숙성 및 보관

추출하여 재료를 걸러낸 원액은 믿을 수 있는 항아리에 옮겨 담는다. 항아리 입구를 광목이나 한지 또는 잘 세탁한 선물용 보자기로 싸고 고무줄로 단단히 묶는다. 간혹 끊어져서 초파리가 침범할 수 있으니 고무줄을 두 개 사용하길 권한다.

또 담글 때 붙인 이름표를 가져다 추출 날짜를 기입하고, 항아리 옆이나 입구 위에 붙인다. 추출 후부터 음용해도 된다. 단, 효소화가 완전히 이루어지려면 2~3년 걸릴 수도 있다.

숙성이 잘 이루어지면 초파리의 접근은 줄어든다. 냉장, 냉동 보관 등 보관방법에 여러 견해가 있다. 필자는 상온 보관을 권한다. 그러나 물과 희석하여 음용할 경우는 냉장보관을 권하며 2~3일내 소비하는 것이 좋다.

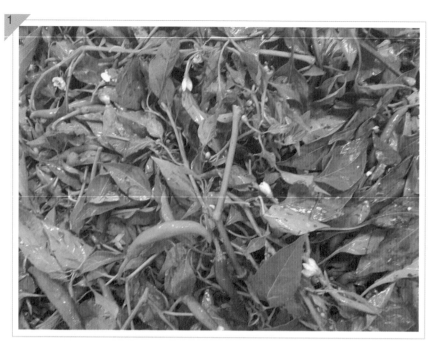

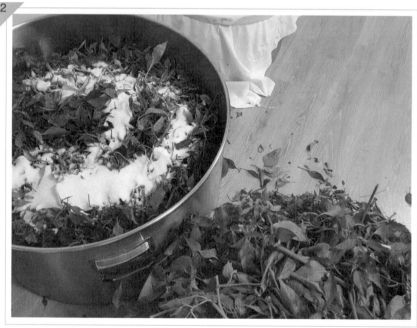

1 채취 2 설탕 배합

164

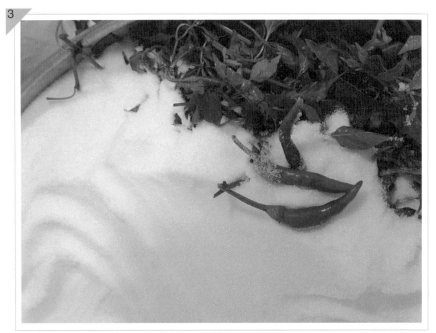

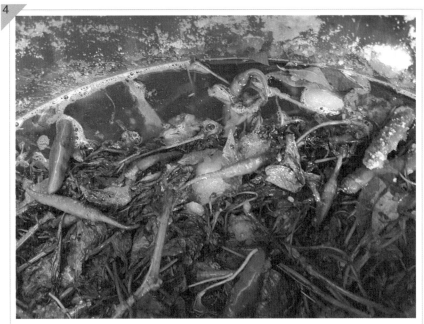

3 설탕 배합 4 숙성

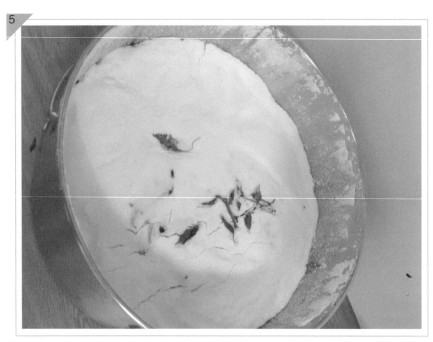

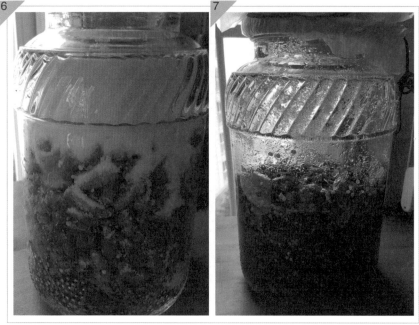

5 설탕 배합   6 담기 7 숙성

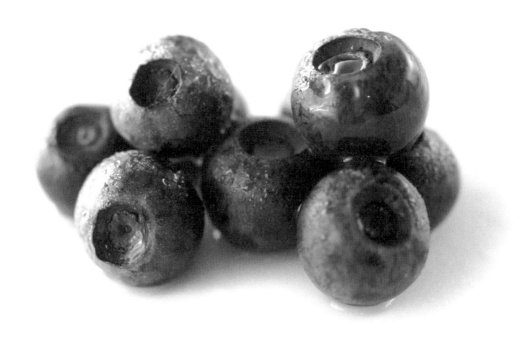

블루베리

효소 만들기

채취

지역에 따라 채취시기가 다를 수 있다. 여름부터 가을까지 채취하며 보통 6,7월에 대부분 수확한다. 한꺼번에 익어서 채집기간은 짧다. 필자의 경우 매년 경기도 하남시 미사동 소재 불루베리 밭(600평)에서 채취하고 7월 중순에 담그고 있다. 자연 재배법을 해서 알갱이가 작지만 단단하다. 7년생 블루베리 밭으로 소유주가 필자와 의형제를 맺은 사이로 천연퇴비만 사용하여 만든 밭이다. 토양에 반하여 그 밭에서만 블루베리를 채취하고 있다.

효능

항암작용, 고혈압을 낮추어 준다. 항산화물질이 많아 항암작용, 노화방지, 피로회복이 빠르다고 한다. 침침한 눈이 밝아진다고 한다.

**재료
다듬기**

흐르는 물에 여러 번 씻고 행군다. 알이 뭉개질 수 있으므로 세게 씻지 말아야 한다.

또, 물에 오래 담그지 말아야 한다. 불량품이나 꼭지, 불순물을 제거한 후 소쿠리에 넣고 물기를 제거한다.

설탕 배합

설탕과 블루베리 열매를 1:1의 비율로 혼합한다. 배합 비율은 따로 정해진 것은 없다.

하지만 재료의 특성을 살펴서 발효 활동에 방해되지 않도록 설탕의 비율울 조정한다.

블루베리는 설탕을 조금 줄이고 숙성기간을 4주이상으로 조금 길게 해도 좋다.

그러나 필자의 경우는 작고 단단한 편이어서 수분 함량이 적은 편이라 생각되기 때문이다.

일반적으로 시중에서 판매되는 블루베리는 크고 수분 량이 많은 편이다 .이런 경우에는 1;1비율이 좋다고 생각한다.

설탕의 비율에 따라서 발효가 안 되서 죽은 효소가 되거나, 잡균이나 곰팡이가 생길 수 있다. 자세한 내용은 다른 장에서 좀 더 부연 설명하고자 한다.

담기 물기 제거 후에 블루베리 열매에 설탕이 흡수되기 시작하면 항아리에 켜켜이 담는다.

눌러주어야 터져서 발효가 잘 이루어진다. 항상 설탕이 녹으면서 아래로 내려가기 때문이다. 총 설탕 양을 조절해서 윗부분에 재료가 보이지 않을 정도로 설탕을 덮어준다. 잡균의 침범을 막는 효과도 생긴다. 용기는 용량이 설탕과 재료가 4/5정도 찰 수 있는 것으로 준비한다. 전년도 동일 효소발효액은 아직 효소 활동이 살아있으니 담으며 사이사이 뿌려주면 활성화가 잘 된다.

**봉하고
이름표
붙이기**

항아리 입구를 광목이나 한지 또는 잘 세탁한 선물용 보자기로 싸고 고무줄로 단단히 묶는다. 간혹 끊어져서 초파리가 침범할 수 있으니 고무줄을 두 개 사용하길 권한다.

항아리 옆이나 입구 위에 재료와 설탕 무게, 담근 날짜, 추출 날짜, 특이점 등을 써 붙인다.

관리

설탕이 녹으면서 재료 덩어리가 아래로 내려가기 때문에 용기에 가득 채워 담아도 된다.

여름이라 2~3일이 지나면 위에 덮은 설탕이 부분적으로 녹아 누렇게 변한다. 3~4일이 지나면 위가 빙산이 녹은 것처럼 설탕 산맥이 생기고 수액이 생기며 재료가 뜬다.

아직 밑에 설탕이 두텁게 쌓여있다 . 이때부터 매일 한두 번씩 위아래로 저어 설탕을 녹인다.   일주일정도 저으면 밑에 설탕이 쌓이지 않는다. 그 후는 거를 때까지 며칠에 한번 저어도 된다.(불안하면 매일 저어도 좋다.) 저어주는 시기를 놓치면 재료에 푸른 곰팡이나 흰 곰팡이가 생길 수 있다. 흰곰팡이는 유익 균에 속하고, 자주 저어주면 발효균에 먹혀 점차 없어진다. 그러나 푸른 곰팡이는 처치가 어렵다.

추출
(거르기)

추출의 시간은 따로 정할 수 없다. 담는 방법이 사람마다 조금씩 다르다. 또 나름 노하우를 가지고 있는 전문가도 많다. 전년도 재료의 종류나 설탕비율, 환경 등에 따라 추출시기를 달리해야 한다. 가라앉은 설탕이 없고 재료가 쭈글쭈글해지면 일단 추출시기로 봐야한다. 시간이 지나면 다시 효소 액이 재료 속으로 들어가 팽창할 수 있다. 설탕의 끈적임 정도, 맛, 향 등을 고려해 판단한다. 활성화가 끝나면 재료의 특유의 맛이나 색깔이 옅어질 수 있다. 또 거르지 않고 오래 두면 잡냄새와 잡맛이 생길 수 있다. 필자는 3주에서 3개월 정도 재료마다 추출시기를 다르게 하고 있다.

숙성 및
보관

추출하여 재료를 걸러낸 원액은 믿을 수 있는 항아리에 옮겨 담는다. 항아리 입구를 광목이나 한지 또는 잘 세탁한 선물용 보자기로 싸고 고무줄로 단단히 묶는다. 간혹 끊어져서 초파리가 침범할 수 있으니 고무줄을 두 개 사용하길 권한다.

또 담글 때 붙인 이름표를 가져다 추출 날짜를 기입하고, 항아리 옆이나 입구 위에 붙인다. 추출 후부터 음용해도 된다. 단, 효소화가 완전히 이루어지려면 2~3년 걸릴 수도 있다.

숙성이 잘 이루어지면 초파리의 접근은 줄어든다. 냉장,

냉동 보관 등 보관방법에 여러 견해가 있다. 필자는 상온 보관을 권한다. 그러나 물과 희석하여 음용할 경우는 냉장보관을 권하며 2~3일내 소비하는 것이 좋다. 특히 막 추출한 블루베리에 찬물과 어름으로 적당히 희석하여 마시면 색과 맛이 환상적이다.

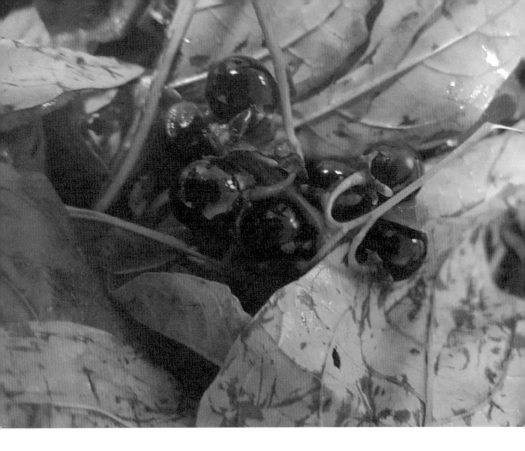

아로니아

효소 만들기

채취 지역에 따라 채취시기가 다를 수 있다. 늦다. 보통 수확시기가 블루베리보다 보름정도 늦다. 여름부터 가을까지 채취하며 보통 7,8월에 같은 나무에서 여러 번 수확한다. 반면 같은 나무의 블루베리는 한꺼번에 익어서 채집기간은 짧다. 필자의 경우 매년 경기도 하남시 미사동 소재 블루베리 밭 옆 아로니아 밭(600평)에서 채취하고 8월초에 담그고 있다. 아로니아는 블루베리에 비해 단단하고 수분이 적다. 필자의 채취 장소는 자연 재배법을 해서 알갱이가 작지만 단단하다. 7년생 아로니아 밭으로 소유주가 필자와 의형제를 맺은 사이로 천연퇴비만 사용하여 만든 밭이다. 토양에 반하여 그 밭에서만 아로니아를 채취하고 있다.

효능 항암작용, 고혈압을 낮추어 준다. 항산화물질이 블루베리보다 훨씬 많아 항암작용, 노화방지, 피로회복이 빠르다고 한다.

재료 다듬기 효소 담는 방법이 블루베리와 유사하다. 그래서 필자는 아로니아를 갈아 담는 방법을 소개하고자 한다. 흐르는 물에 여러 번 씻고 행군다. 알이 뭉개질 수 있으므로 세게 씻지 말아야 한다.

또, 물에 오래 담그지 말아야 한다. 불량품이나 꼭지, 불순물을 제거한 후 소쿠리에 넣고 물기를 제거한다. 아로니아 무게를 먼저 측정하고, 소량씩 커터를 약으로 해서 믹서기로 간다.

설탕 배합 갈아 놓은 아로니아 열매에 설탕을 붓는다. 이 때 아로니아와 설탕의 비율을 1:1 비율로 혼합하면 효소 활성화가 약해진다. 따라서 필자는 1:0.8을 권한다. 배합 비율은 따로 정해진 것은 없다.

하지만 재료의 특성을 살펴서 발효 활동에 방해되지 않도록 설탕의 비율을 조정한다.

효소 담는 방법이 블루베리와 유사하다. 그래서 필자는 갈아 담는 방법을 소개하고자 한다.아로니아는 수분이 적어서 설탕을 조금 줄이고 숙성기간을 4주 이상으로 조금 길게 해도 좋다.

그러나 필자의 경우는 작고 단단한 편이어서 수분 함량이 적은 편이라 생각되기 때문이다.

일반적으로 시중에서 판매되는 아로니아는 크고 수분 량이 많은 편이다. 이런 경우에는 1;1비율이 좋다고 생각한다.

설탕의 비율에 따라서 발효가 안 되서 죽은 효소가 되거나, 잡균이나 곰팡이가 생길 수 있다. 자세한 내용은 다른 장에서 좀 더 부연 설명하고자 한다.

| 담기 | 갈아 놓은 아로니아에 설탕을 붓고 젓는다. 이때 갈아 놓은 아로나아는 신속히 설탕과 배합하여 섞는 것이 바람직하다. 곧바로 항아리에 담는다. 갈아놓은 상태로 아로니아를 오래 두면 산화되어 산패가 일어나기 쉽다. |

갈아 놓은 아로니아에 설탕을 붓고 젓는다. 이때 갈아 놓은 아로나아는 신속히 설탕과 배합하여 섞는 것이 바람직하다. 곧바로 항아리에 담는다. 갈아놓은 상태로 아로니아를 오래 두면 산화되어 산패가 일어나기 쉽다.

항상 설탕이 녹으면서 아래로 내려가기 때문이다. 용기는 용량이 설탕과 재료가 3/4정도 찰 수 있는 것으로 준비한다. 전년도 동일 효소발효액은 아직 효소 활동이 살아 있으니 담으며 사이사이 뿌려주면 활성화가 잘 된다.

봉하고 이름표 붙이기

항아리 입구를 광목이나 한지 또는 잘 세탁한 선물용 보자기로 싸고 고무줄로 단단히 묶는다. 간혹 끊어져서 초파리가 침범할 수 있으니 고무줄을 두 개 사용하길 권한다. 항아리 옆이나 입구 위에 재료와 설탕 무게, 담근 날짜, 추출 날짜, 특이점 등을 써 붙인다.

관리

재료를 잘게 갈았기 때문에 담고 나서 매일 한두 번씩 위아래로 저어 설탕을 녹인다. 일주일정도 저으면 밑에 설탕이 쌓이지 않는다. 그래도 매일 저어주어야 한다.

일주일정도 저으면 밑에 설탕이 쌓이지 않는다. 그 후는 거를 때까지 며칠에 한번 저어도 된다.(불안하면 매일 저어도 좋다.) 저어주는 시기를 놓치면 재료에 푸른 곰팡이나 흰 곰팡이가 생길 수 있다. 흰곰팡이는 유익 균에 속하고, 자주 저어주면 발효균에 먹혀 점차 없어진다. 그러나 푸른 곰팡이는 처치가 어렵다.

추출 (거르기)

추출의 시간은 갈지 않은 재료보다 짧게 하는 것이 좋다. 그러나 따로 정할 수 없다. 담는 방법이 사람마다 조금씩 다르다. 또 첨가물 사용 등, 나름 노하우를 가지고 하는 전문가도 많다. 전년도 재료의 종류나 설탕비율, 환경 등에 따라 추출시기를 달리해야 한다. 가라앉은 설탕이 없으면 일단 추출시기로 봐야한다. 갈았기 때문에 추출에 시간이 걸린다. 설탕의 끈적임 정도, 맛, 향 등을 고려해 판단한다. 활성화가 끝나면 재료의 특유의 맛이나 색깔이 엷어질 수 있다. 또 거르지 않고 오래 두면 잡냄새와 잡맛이 생길 수 있다. 필자는 3주에서 3개월 정도 재료마다 추출시기를 다르게 하고 있다.

숙성 및 보관

추출하여 재료를 걸러낸 원액은 믿을 수 있는 항아리에 옮겨 담는다. 항아리 입구를 광목이나 한지 또는 잘 세탁한 선물용 보자기로 싸고 고무줄로 단단히 묶는다. 간혹 끊어져서 초파리가 침범할 수 있으니 고무줄을 두 개 사용하길 권한다.

또 담글 때 붙인 이름표를 가져다 추출 날짜를 기입하고, 항아리 옆이나 입구 위에 붙인다. 추출 후부터 음용해도 된다. 단, 효소화가 완전히 이루어지려면 2~3년 걸릴 수도 있다.

숙성이 잘 이루어지면 초파리의 접근은 줄어든다. 냉장, 냉동 보관 등 보관방법에 여러 견해가 있다. 필자는 상온 보관을 권한다. 그러나 물과 희석하여 음용할 경우는 냉장보관을 권하며 2~3일내 소비하는 것이 좋다. 생 아로니아는 맛이 떫으나 효소화된 아로니아에 찬물과 얼음으로 적당히 희석하여 마시면 색과 맛이 환상적이다. 필자는 뒷장에서 소개하겠지만, 바나나, 키위 등과 섞어 효소 스므디(쥬스)를 만들어 먹는다. 독자들은 그 맛을 기대하셔도 좋다.

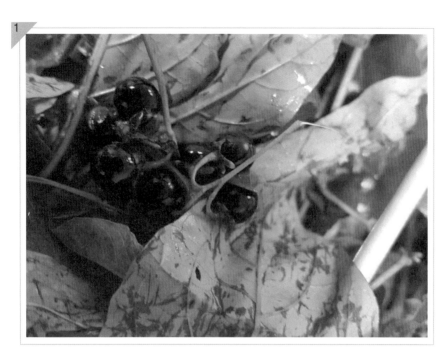

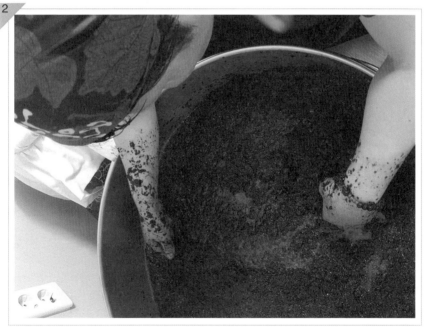

1 아로니아 채취   2 아로니아와 설탕의 비율을 1:1 비율로 혼합(필자는 1:0.8을 권한다.)

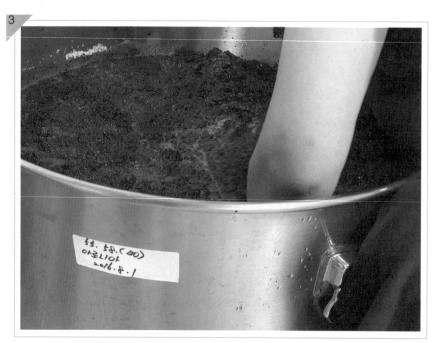

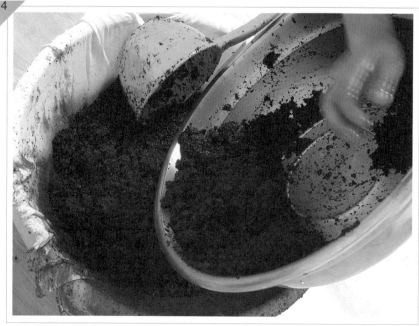

3 젓기   4 갈아놓은 아로니아 보에 내리기

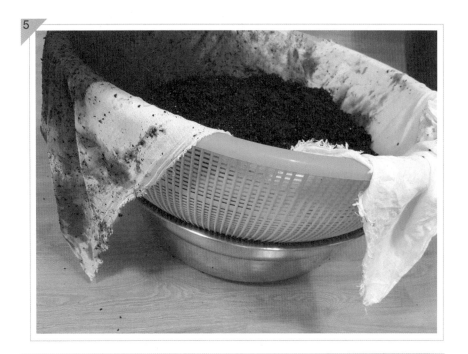

5 추출

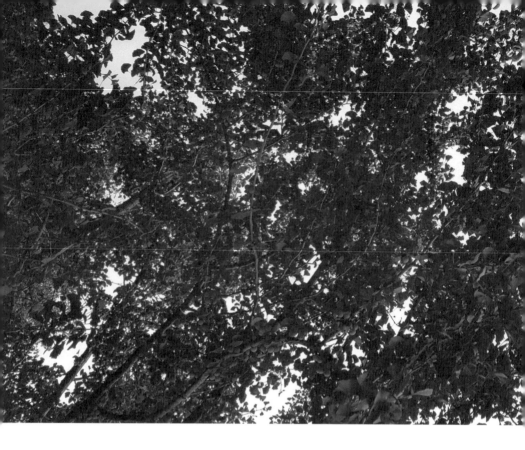

가을

은행

효소 만들기

채취

지역에 따라 채취시기가 다를 수 있다. 은행잎은 봄부터 채취가 가능하나, 은행열매는 가을에서 초겨울이 채취 시기이다. 어린 은행잎을 효소로 담그려면 5~6월에 채취한다. 반면 은행 열매를 효소로 담그려면 10월 황색으로 익을 때, 과육을 포함하여 채취한다. 필자의 경우 매년 서울 북부 S초등학교 은행나무에서 80kg정도를 채취하고 노원 구청 녹지과에서 얻기도 한다. 가급적 저 농약의 중금속이 없는 재료를 선별하여 채취하고 있다.

효능

수도자들이 장시간 단식하며 수행중일 때 잘 숙성된 은행효소 액을 복용한다고 한다. 그만큼 은행효소는 피를 맑게 하여 혈액순환을 돕는다. 또 폐나 기관지 계통이 약한 사람에게 효과가 확실하다고 한다. 또 항산화물질이 많아 항암작용, 노화방지, 피로회복이 빠르다고 한다.

재료 다듬기

흐르는 물에 여러 번 씻고 행군다. 알이 뭉개질 수 있으므로 세게 씻지 말아야 한다.

또, 물에 오래 담그지 말아야 한다. 불량품이나 꼭지, 불순물을 제거한 후 소쿠리에 넣고 물기를 제거한다. 과육이 피부에 닿으면 알러지 반응을 일으키므로 반드시 위생 고무장갑을 을 끼고 작업한다. 한나절이상 바구니에 담아 물기를 뺀다.

설탕 배합 설탕과 은행을 1:1의 비율로 혼합한다. 배합 비율은 따로 정해진 것은 없다.

하지만 재료의 특성을 살펴서 발효 활동에 방해되지 않도록 설탕의 비율을 조정한다.

은행은 설탕양을 조금 줄이고 숙성기간을 12주 이상으로 조금 길게 해도 좋다.

설탕의 비율에 따라서 발효가 안 되서 죽은 효소가 되거나, 잡균이나 곰팡이가 생길 수 있다. 자세한 내용은 다른 장에서 좀 더 부연 설명하고자 한다.

담기 물기 제거 후에 항아리에 은행을 켜켜이 담는다.

꾹꾹 눌러주어야 잡균 침입이 없고, 과육이 터져서 발효가 잘 이루어진다. 항상 설탕이 녹으면서 아래로 내려가기 때문이다. 총 설탕 양을 조절해서 윗부분에 재료가 보이지 않을 정도로 설탕을 덮어 준다. 잡균의 침범을 막는 효과도 생긴다. 용기는 용량이 설탕과 재료가 4/5정도 찰 수 있는 것으로 준비한다. 전년도 동일 효소발효액은 아직 효소 활동이 살아있으니 담으며 사이사이 뿌려주면 활성화가 잘 된다.

항아리 입구를 광목이나 한지 또는 잘 세탁한 선물용 보
자기로 싸고 고무줄로 단단히 묶는다. 간혹 끊어져서 초
파리가 침범할 수 있으니 고무줄을 두 개 사용하길 권한
다.

항아리 옆이나 입구 위에 재료와 설탕 무게, 담근 날짜, 추
출 날짜, 특이점 등을 써 붙인다.

관리

설탕이 녹으면서 재료 덩어리가 아래로 내려가기 때문에
용기에 가득 채워 담아도 된다.

 가을이라 4~5일이 지나면 위에 덮은 설탕이 부분적으로
녹아 누렇게 변한다. 5~6일이 지나면 위가 빙산이 녹은 것
처럼 설탕 산맥이 생기고 수액이 생기며 재료가 뜬다.

아직 밑에 설탕이 두텁게 쌓여있다 . 이때부터 매일 한두
번씩 위아래로 저어 설탕을 녹인다.   일주일정도 저으면
밑에 설탕이 쌓이지 않는다. 그 후는 거를 때까지 며칠에
한번 저어도 된다.(불안하면 매일 저어도 좋다.) 저어주는
시기를 놓치면 재료에 푸른 곰팡이나 흰 곰팡이가 생길
수 있다. 흰곰팡이는 유익 균에 속하고, 자주 저어주면 발
효균에 먹혀 점차 없어진다. 그러나 푸른 곰팡이는 처치
가 어렵다.

추출의 시간은 따로 정할 수 없다. 담는 방법이 사람마다 조금씩 다르다. 또 나름 노하우를 가지고 있는 전문가도 많다. 전년도 재료의 종류나 설탕비율, 환경 등에 따라 추출시기를 달리해야 한다. 가라앉은 설탕이 없고 재료가 쭈글쭈글해지면 일단 추출시기로 봐야한다. 시간이 지나면 다시 효소 액이 재료 속으로 들어가 팽창할 수 있다. 설탕의 끈적임 정도, 맛, 향 등을 고려해 판단한다. 처음에는 떫고 쓰지만, 활성화가 끝나면 재료의 특유의 맛이나 색깔이 엷어질 수 있다. 또 거르지 않고 오래 두면 잡냄새와 잡맛이 생길 수 있다. 필자는 3개월에서 6개월 정도 재료마다 추출시기를 다르게 하고 있다.

숙성 및 보관

추출하여 재료를 걸러낸 원액은 믿을 수 있는 좋은 항아리에 옮겨 담는다. 항아리 입구를 광목이나 한지 또는 잘 세탁한 선물용 보자기로 싸고 고무줄로 단단히 묶는다. 간혹 끊어질 수 있으니 고무줄을 두 개 사용하길 권한다. 다행히 은행효소에는 초파리 같은 벌레가 잘 접근하지 않는다.

또 담글 때 붙인 이름표를 가져다 추출 날짜를 기입하고, 항아리 옆이나 입구 위에 붙인다. 추출 후부터 음용해도 된다. 단, 효소화가 완전히 이루어지려면 2~3년 걸릴 수도 있다.

숙성이 잘 이루어지면 초파리의 접근은 줄어든다. 냉장, 냉동 보관 등 보관방법에 여러 견해가 있다. 필자는 상온 보관을 권한다. 은행효소는 여러 효과가 탁월하여 하루에 소주잔 1잔정도 마시길 권한다. 그러나 물과 희석하여 음용할 경우는 냉장보관을 권하며 2~3일내 소비하는 것이 좋다.

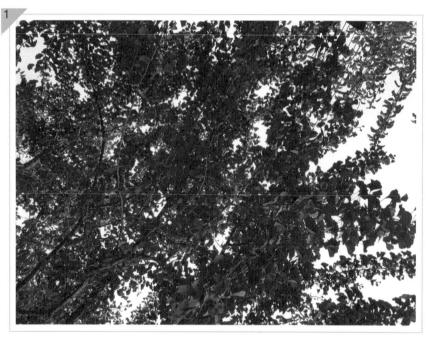

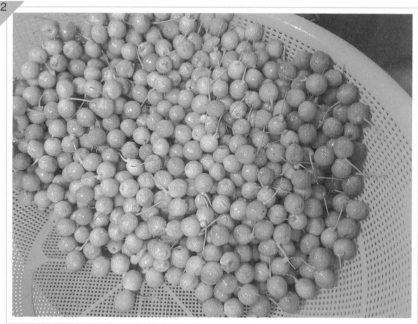

1 채취 2 세척

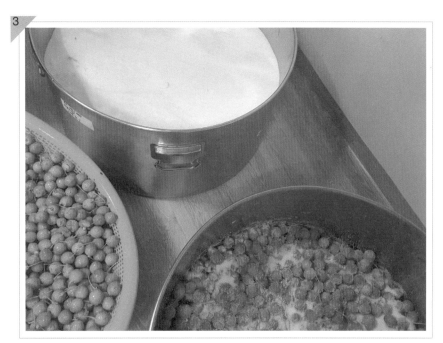

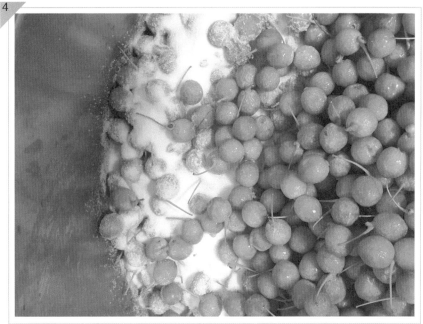

3 설탕배합 준비　4 설탕배합

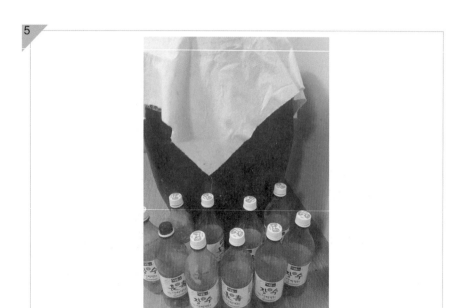

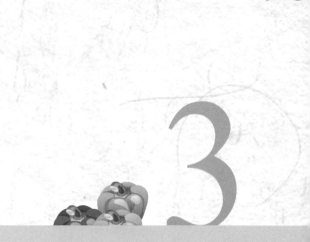

살아있는 과일 효소 만들기

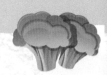

사용되는 과일

① 토마토(전립선기능개선, 독소배출, 항산화물질-피토케미칼)

② 감(노폐물 제거, 혈압 조절, 항산화 물질-비타민)

③ 감귤(식이섬유, 항산화 물질-비타민)

④ 딸기(피부미용, 항산화 물질-비타민)

⑤ 자몽(체지방 분해, 항산화 물질-비타민)

⑥ 바나나(변비예방, 심혈관 질환, 식이섬유, 항산화물질-피토케미칼)

⑦ 블루베리(노화방지, 항산화물질-피토 케미칼)

⑧ 사과(피부미용, 피로회복, 독소배출, 식이섬유, 항산화물질-피토케미칼)

⑨ 포도(항산화물질-피토 케미칼)

⑩ 키위(소화촉진, 변비예방, 항산화 물질-비타민)

⑪ 아로니아(항산화물질-피토케미칼)

⑫ 자두(피로 회복, 체질 개선,항산화물질-피토 케미칼)

⑬ 오렌지(피부 미용, 감기예방, 면역기능강화, 항산화 물질-비타민)

계 절

- 봄 - 딸기,하우스 과일 등

- 여름 - **토마토, 블루베리, 포도, 아로니아, 자두 등**

- 가을 - 감, 사과 등

열대 과일 및 하우스 과일은 사시사철 구할 수 있음.
— 자몽, 키위, 바나나, 오렌지 등

바나나
키위
주스

◉ 준비물   바나나 1개, 키위 1개, 생수 40~100g

만드는 법

1 바나나, 키위의 껍질을 벗긴다.

2 재료를 믹서에 넣고 약(커터)으로 간다.

3 커터에 열이 발생되지 않도록 30초씩 간격으로 간다.

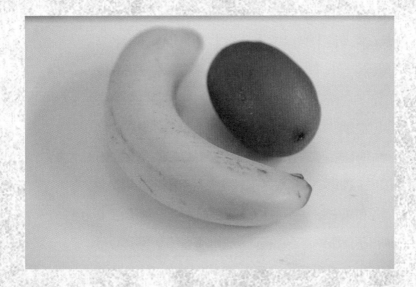

Tip
- 바나나는 껍질에 점들이 생긴 숙성된 바나나를 사용한다.
- 키위는 숙성되어, 말랑말랑한 것을 사용한다.
- 그린키위는 상큼한 맛이 난다.
- 골드키위는 달고 깊은 맛이 난다.
- 기호에 따라 물의 양을 조절한다.

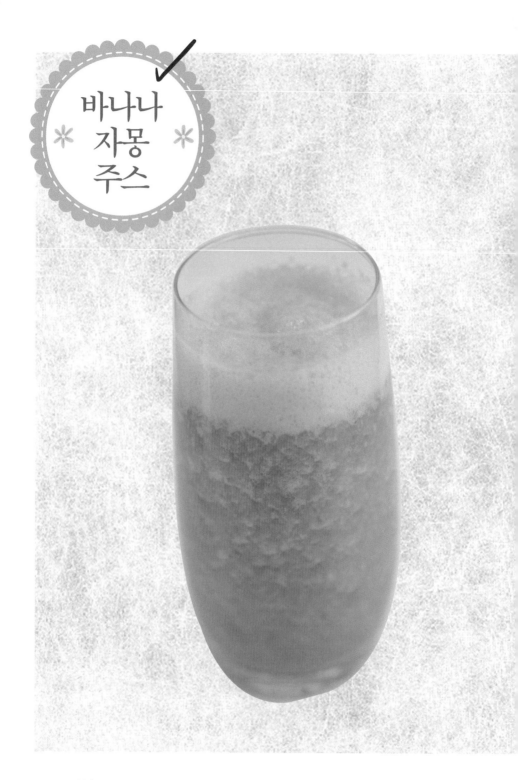

바나나
자몽
주스

◎ 준비물   바나나 1개, 자몽1/2개, 생수 40~100g

만드는 법   1 바나나의 겉껍질을 벗긴다.

자몽은 겉껍질, 속껍질을 모두 벗기고 과육 알맹이만

사용한다.

2 재료를 믹서에 넣고 약(커터)으로 간다.

3 커터에 열이 발생되지 않도록 30초씩 간격으로 간다.

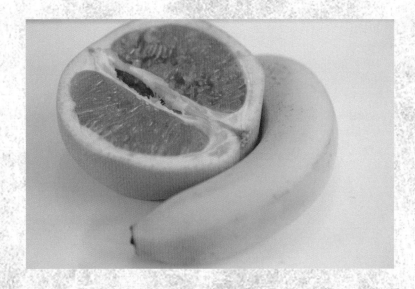

Tip   바나나는 껍질에 점들이 생긴 숙성된 바나나를 사용한다.

*자몽 속껍질은 질기고 미끈거려 식감을 떨어뜨린다.

*자몽대신 레몬이나 오렌지를 재료로 사용할 수 있다.

*기호에 따라 물의 양을 조절한다.

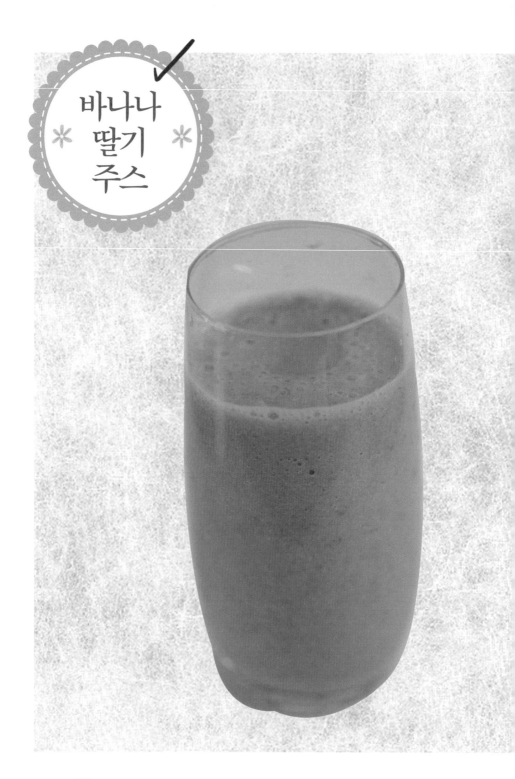

바나나
딸기
주스

◎ 준비물

바나나 1개, 딸기100g, 생수 40~100g

만드는 법

1 바나나, 겉껍질을 벗긴다.

2 딸기는 꼭지를 제거하고 깨끗이 씻는다.

3 재료를 믹서에 넣고 약(커터)으로 간다.

4 커터에 열이 발생되지 않도록 30초씩 간격으로 간다.

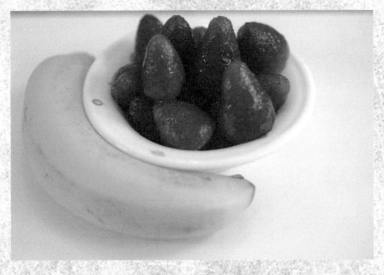

Tip

🖋 바나나는 껍질에 점들이 생긴 숙성된 바나나를 사용한다.

🖋 *딸기는 과육이 무르기 때문에 걸쭉하다. 요구르트를 첨가해 식감이
좋아진다.

🖋 *딸기대신 멜론이나 수박을 재료로 사용할 수 있다.

🖋 기호에 따라 물의 양을 조절한다.

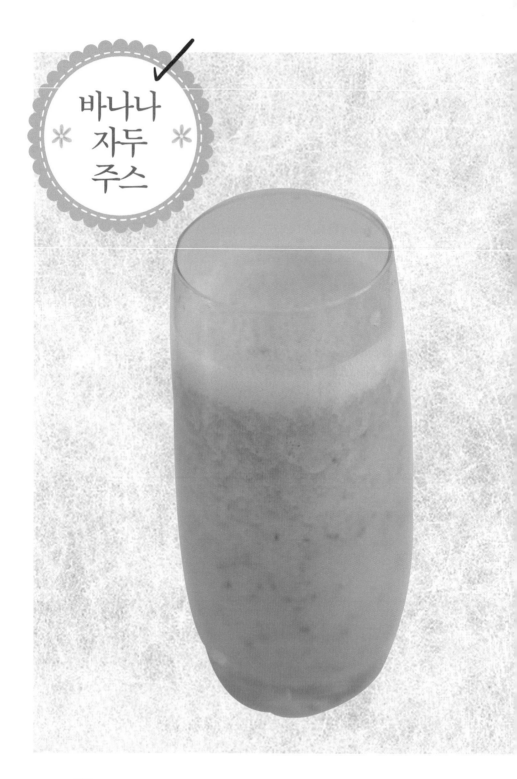

바나나
자두
주스

◎ 준비물   바나나 1개, 자두 5개, 생수 40~100g

만드는 법

1. 바나나, 겉껍질을 벗긴다.

2. 자두는 깨끗이 씻어 적당한 크기로 썰어 둔다.

3. 재료를 믹서에 넣고 약(커터)으로 간다.

4. 커터에 열이 발생되지 않도록 30초씩 간격으로 간다.

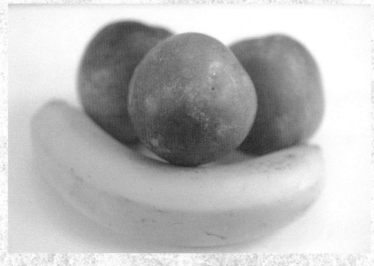

Tip
 바나나는 껍질에 점들이 생긴 숙성된 바나나를 사용한다.
 * 자두는 단단한 것을 사용한다.
  과육이 무른 자두는 걸쭉하다.
 * 자두대신 사과, 복숭아, 감 등을 재료로 사용할 수 있다.
 * 기호에 따라 물의 양을 조절한다.

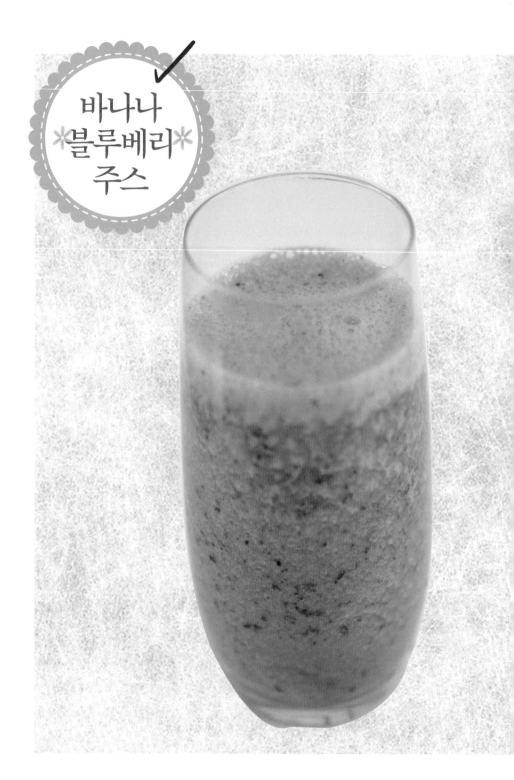

바나나
블루베리
주스

◎ 준비물   바나나 1개, 불루베리 100g, 생수 40~100g

만드는 법

1 바나나, 겉껍질을 벗긴다.

2 불루베리는 알알이 떼어 깨끗이 씻는다.

3 재료를 믹서에 넣고 약(커터)으로 간다.

4 커터에 열이 발생되지 않도록 30초씩 간격으로 간다.

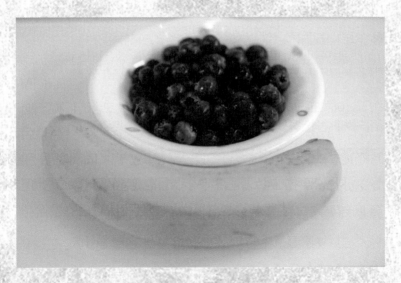

Tip
🖛 바나나는 껍질에 점들이 생긴 숙성된 바나나를 사용한다.
🖛 자두는 단단한 것을 사용한다.
🖛 과육이 무른 자두는 걸쭉하다.
🖛 불루베리대신 복분자, 껍질 벗긴 포도 등을 재료로 사용할 수 있다.
🖛 기호에 따라 물의 양을 조절한다.

바나나 키위 *아로니아* 효소 스무디

◉ 준비물

바나나 1개, 키위 1개, (냉동)아로니아 50g,
매실 효소 액30g, 생수 약간

만드는 법

1 바나나, 키위의 껍질을 벗긴다.
2 아로니아는 알알이 떼어 깨끗이 씻는다.
3 키위는 숙성되어, 말랑말랑한 것을 사용한다.
4 재료를 믹서에 넣고 액(커터)으로 간다.
5 커터에 열이 발생되지 않도록 30초씩 간격으로 간다.

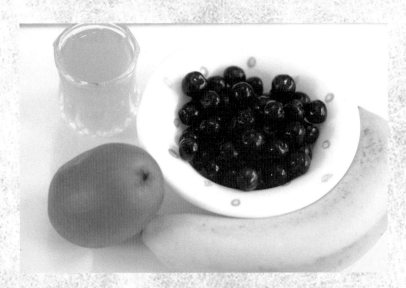

Tip
🍃 바나나는 껍질에 점들이 생긴 숙성된 바나나를 사용한다.
🍃 아로니아는 불루베리에 비해 열매가 단단하다. 맛은 무척 텁텁하고
    떫다. 그러나 효소발효액과 섞이면 맛이 부드러워진다.
🍃 키위는 숙성되어, 말랑말랑한 것을 사용한다.
🍃 냉동 아로니아는 큰 사발에 담아 물로 여러 번 행구고 건져 사용한다.
🍃 기호에 따라 물이나 요구르트를 넣어 양을 조절한다.

바나나 자몽
아로니아
효소 스무디

바나나 1개, 자몽1/2개, (냉동)아로니아 50g,
매실 효소 액30g, 생수 약간

만드는 법

1 바나나, 자몽의 껍질을 벗긴다.

2 아로니아는 알알이 떼어 깨끗이 씻는다.

3 자몽은 겉껍질, 속껍질을 모두 벗기고 과육 알맹이만
사용한다.

4 재료를 믹서에 넣고 약(커터)으로 간다.

5 커터에 열이 발생되지 않도록 30초씩 간격으로 간다.

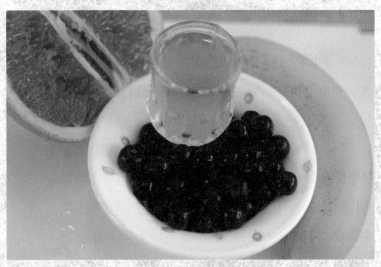

Tip

- 바나나는 껍질에 점들이 생긴 숙성된 바나나를 사용한다.
- 아로니아는 블루베리에 비해 열매가 단단하다. 맛은 무척 텁텁하고
떫다. 그러나 효소발효액과 섞으면 맛이 부드러워진다.
- 자몽 속껍질은 질기고 미끈거려 식감을 떨어뜨린다.
- 자몽대신 레몬이나 오렌지를 재료로 사용할 수 있다.
- 냉동 아로니아는 큰 사발에 담아 물로 여러 번 행구고 건져 사용한다.
- 기호에 따라 물이나 요구르트를 넣어 양을 조절한다.

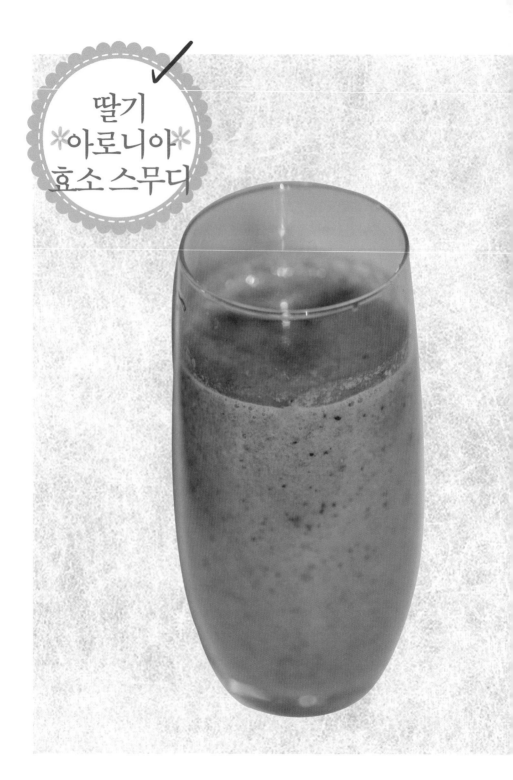

딸기
아로니아
효소 스무디

◎ 준비물

바나나 1개, 딸기 50g,, (냉동)아로니아 50g,
매실 효소 액30g, 생수 약간

만드는 법

1 바나나, 자몽의 껍질을 벗긴다.
2 아로니아는 알알이 떼어 깨끗이 씻는다.
3 딸기는 꼭지를 제거하고 깨끗이 씻는다.
4 재료를 믹서에 넣고 약(커터)으로 간다.
5 커터에 열이 발생되지 않도록 30초씩 간격으로 간다.

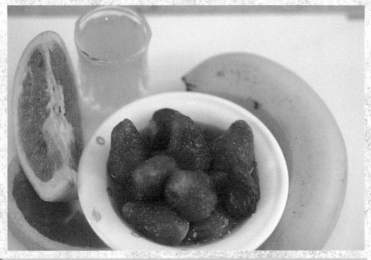

Tip

᠊ 바나나는 껍질에 점들이 생긴 숙성된 바나나를 사용한다.
᠊ 아로니아는 불루베리에 비해 열매가 단단하다. 맛은 무척 텁텁하고 떫다. 그러나 효소발효액과 섞이면 맛이 부드러워진다.
᠊ 딸기는 과육이 무르기 때문에 걸쭉하다. 요구르트를 첨가해 식감이 좋아진다.
᠊ 딸기대신 멜론이나 수박을 재료로 사용할 수 있다.
᠊ 냉동 아로니아는 큰 사발에 담아 물로 여러 번 행구고 건져 사용한다.
᠊ 기호에 따라 물이나 요구르트를 넣어 양을 조절한다.

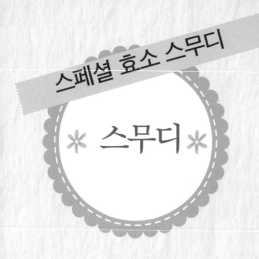

✳ 스무디 ✳

지인을 통해 홍천 농촌진흥원에 재직하며 효소연구를 했던했던 분을 찾아간 적이 있다. 한참 효소에 관심을 가졌을 때의 일이다. 효소 담그는 방법을 받아 적으며 2년 된 노란 민들레 효소와 흰 민들레 효소를 500cc씩 선물로 받았다. 들었던 많은 효능은 잘 기억나지 않지만 몇 번이나 약효가 좋은 효소라고 것이라고 들은 것이 기억난다. 민들레 효소를 만들어보니, 설탕과 합한 총무게의1/3도 추출되지 않는다. 나머지는 뿌리나 잎에 발효된 채로 있다. 그 발효된 뿌리의 활용을 고민한 끝에 짜내고 남은 찌꺼기를 효소 주스에 첨가해 보았다. 함께 갈아 마시니 식감도 좋고 맛과 효능이 뛰어남을 나중에 알았다. 그래서 구하기 힘든 흰 민들레 뿌리효소를 넣어 만든 스무디로 '스페셜' 이라는 말을 첨가했다. 물론 뿌리째 간식으로 씹어먹어도 별미이며, 건강에 좋다.

처음 필자의 연구대상은 '좋은 효소 담그기'였다. 수도원 창고에서 대량의 효소 액들을 추출하다가 우연히 맛 본 놀라운 매실 효소, 자두 효소 등이었다. 재료는 다르고 담근 시기가 비슷한데, 맛의 느낌은 놀랍게도 비슷했다.

스트레이트 잔에 고급양주를 따라서 단숨에 마셨을 때 되돌아오는 뒷맛 같은 느낌이었다. 수도원 토양은 채소든 나무든 꽂기만 하면 잘 자랐다. 또 수도원에서 대대로 내려오는 방법으로 농사짓는 법을 배우면서 토양의 상태가 작물 성분에 얼마나 중요한지도 깨달았다. 좋은 토양에서 생산된 좋은 재료로 효소를 담고, 숙성시키는 과정에 중점을 두었다. 그러다가 효능에 따라 효소발효액만 추천할 것이 아니라 효소액을 이용해 간단한 식품으로 만들어보면 좋겠다고 생각했다. 그래서 제철 과일 주스를 활용한 효소 주스 개발에 관심을 갖게 된 것이다.

생과일 자체에 많은 효소가 있다. 그러니 독자들은 과일 성분을 생각하며 과일 주스를 만들어 마시기를 권한다, 또 효소발효액을 첨가하여 발효 주스로 만들어 냉장고에 보관하며 아침식사로 대용하기를 권한다.

필자는 매일 바나나+키위+아로니아+흰 민들레뿌리 효소+매실 효소발효액+천연가로효소로 만든, 효소 스무디 1잔으로 아침을 대신한다. 독지들은 민들레뿌리 효소를 구하기 어려우면 재료에서 빼도 좋다. 아로니아 열매는 가을에 구입해 냉동보관하면 된다.

필자는 온가족에게 직접 만든 효소 스무디를 함께 마시며 필자 본인부터 신체변화를 관찰해 보았다.

필자는 40대 중반부터 혈압이 140전후 95전후로 바뀌었다.

동네 주치의와 협의 끝에 몇 년 전부터 적은 양의 혈압강하제를 복용하기로 했다. 그래서 정기적으로 한 달에 한번 병원에 내원하고 있다. 처음에는 약간 차도가 있더니, 약을 복용해도 혈압은 135전후 90중반이며 건강상태의 컨디션에 따라 수치변화가 컸다.

그래서 2016년 12월부터 아침 효소食을 시작하며 정기 내원에 맞추어 신체변화 추이를 휴대폰 메모난에 메모해 보았다. 다음은 메모내용을 옮긴 것이다. 점심,저녁 식사는 평소대로 하고 있으며 지방 많은 육류는 조금 줄이고 전과 달리 현미를 조금 섞어 먹는다.

적은 양의 혈압 약은 아침 일어나자마자 먹고 있다. 대개 6시경 일어난다. 내원은 매월 1회, 보통 아침 9시경이다.

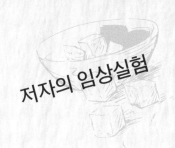

저자의 임상실험

🍵 **2017년 1월 9일**

힐링 주스 시작 후 2주째다. 혈압이 120-80으로 측정되다.

특이점은 식후 졸림이 줄어들고 생활피로감이 줄어든 느낌이다.

🍵 **2017년 2월 8일**

혈압 124-76으로 측정되다.

식후 졸림이 줄어들고 생활피로감이 줄어든 느낌이다.

몸무게는 65kg. 허리 34인치

🍵 **2017년 3월 7일**

혈압 128-80으로 측정되다. 어젯밤 몸살감기와 오한으로 새벽 1시 반

속에 감기약 먹었다.

🍵 **2017년 3월 28일**

평소에는 오전 중 내원했으나 점심 삼계탕 먹고 40분 후 내원하다. 혈

압 110-78으로 측정되다. 체중 3kg감소하다. 허리 32인치

🌙 **2017년 4월 17일**

금, 토 1박 2일, 처와 양가집 어른 모시고 경남 하동으로 효도여행 가다.

저녁출발, 다음날 점심 귀성 등 일정 빡빡했다. 왕복 10사간 이상 운전하다. 도착 후 구토, 설사하다.

다음다음 날 내원.

혈압 115-80으로 측정되다.

🌙 **2017년 7월 3일**

혈압 100-68로 측정되다. 주치의에게 혈압약 조절 요청. 좀 더 지켜보자고 한다. 체중은 61kg. 허리 31인치

🌙 **2017년 8월 2일**

혈압 100-68로 측정되다. 체중은 61kg. 허리 31인치

🌙 **2018년 5월 10일**

혈압 120-75로 측정되다. 체중은 60kg. 허리 30인치

가족의 변화를 살펴보면, 어릴 적부터 아토피로 얼굴, 팔, 옆구리 등 여기저기 거칠거칠하던 둘째 아들의 피부가 매끈해 졌다. 30살의 큰 아들은 중학교 때부터 피부과에서 여러 번의 시술 및 치료를 받아오던 심한 여드름이 크기와 모양이 작아지며 윤기 있는 피부로 바뀌었다. 모친은 발뒤꿈치가 갈라지며 각질이 무성했으나 매끈하게 발뒤꿈치를 유지하고 있다. 필자는 혈압 약을 복용해도 아침혈압이 140에 95 정도였다. 매달 처방받으며 재는 혈압수치도 비슷했다. 효소즈스 복용 후 2개월 후부터 조금씩 혈압이 떨어지더니 6개월 후 120~80 정도로 지금까지 110에 70을 유지하고 있다. 특히 꿈적도 않던 체중이 5kg이상 줄고 허리도 4인치가 줄었다. 그리고 변동이 없다. 아무튼 단식이나 다이어트, 다른 약 처방 없이 저절로 치료된 것이다. 아무리 피곤해도 필자는 매일 효소 쥬스를 만들고 있다. 때로는 이틀 분, 삼일 분, 때로는 1주일분을 만들어 랩을 씌워 냉장고에 두고 아침에 꺼내 먹는다. 매실 효소발효액, 민들레뿌리 발효액, 천연가루효소가 주스를 발효 상태로 보존해주기 때문이다.

아침 효소발효주스 1잔으로 온가족이 생동감 있게 하루를 시작하고 있다.

임상실험을 목적으로 다양한 연령대 건강의 정도를 보고 몇 분에게 효소 발효액을 음용시키고 그 결과지를 보관하고 있다. 좀더 객관적인 증빙을 위해 본권에는 싣지 않기로 하였다.

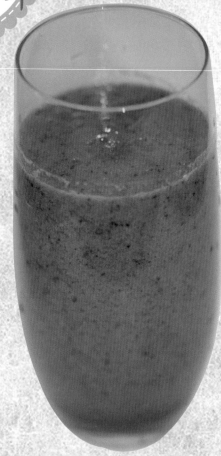

바나나 키위
아로니아
효소 스무디

앞장에서 살펴 본,
바나나 키위 아로니아 효소 스무디와 차이점은 천연가루효소 10g이 추가된다는 점
이다. 천연가루효소가 첨가되면, 좀 더 면역력이 높아지고 부드러워지며 냉장고에
며칠 두고 먹을 수 있다. 그러면 주스가 발효가 더 잘되어 부드러워지고 소화흡수력
도 좋아진다.

준비물 바나나 1개, 키위 1개, (냉동)아로니아 50g, 매실 효소 액 30g, , 천연가루효소 10g, 생수 약간

만드는 법

1 바나나, 키위의 껍질을 벗긴다.

2 아로니아는 알알이 떼어 깨끗이 씻는다.

3 키위는 숙성되어, 말랑말랑한 것을 사용한다.

4 민들레 뿌리(효소 상태)

5 재료를 믹서에 넣고 약(커터)으로 간다.

6 커터에 열이 발생되지 않도록 30초씩 간격으로 간다.

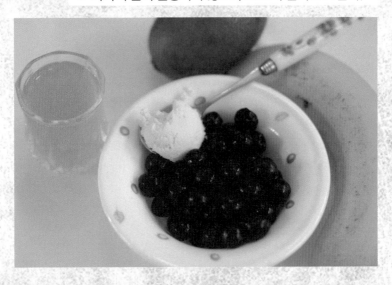

Tip
🖊 바나나는 껍질에 점들이 생긴 숙성된 바나나를 사용한다.

🖊 아로니아는 불루베리에 비해 열매가 단단하다. 맛은 무척 텁텁하고 떫다. 그러나 효소발효액과 섞이면 맛이 부드러워진다.

🖊 키위는 숙성되어, 말랑말랑한 것을 사용한다.

🖊 냉동 아로니아는 큰 사발에 담아 물로 여러 번 행구고 건져 사용한다.

🖊 기호에 따라 물이나 요구르트를 넣어 양을 조절한다.

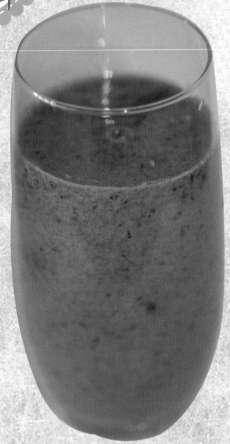

바나나 키위
✳ 아로니아 ✳
흰민들레뿌리
효소스무디

필자가 가정식으로 소개한 효소 스무디다.
흰 민들레의 효능을 다시 살펴보면, 잎이나 뿌리에서 나오는 우유 빛 진액은 염증을
치료하며 위벽을 보호한다. 또 함암 효과 및 정력에도 좋으며 약성이 뛰어나다고 한
다.

◎ 준비물

바나나 1개, 키위 1개, (냉동)아로니아 50g,
매실 효소 액30g, 갈아놓은 흰 민들레 뿌리 20g,
천연가루효소 10g, 생수 약간

만드는 법

1 바나나, 키위의 껍질을 벗긴다.
2 아로니아는 알알이 떼어 깨끗이 씻는다.
3 키위는 숙성되어, 말랑말랑한 것을 사용한다.
4 민들레 뿌리(효소 상태)를 넣는다.
5 재료를 믹서에 넣고 약(커터)으로 간다.
6 커터에 열이 발생되지 않도록 30초씩 간격으로 간다.

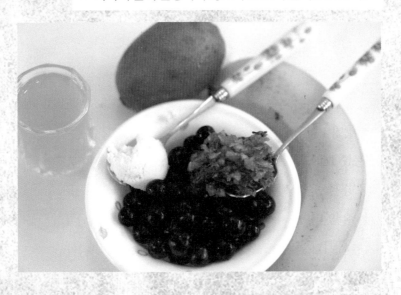

Tip
　　✎ 바나나는 껍질에 점들이 생긴 숙성된 바나나를 사용한다.
　　✎ 아로니아는 불루베리에 비해 열매가 단단하다. 맛은 무척 텁텁하고
　　 떫다. 그러나 효소발효액과 섞으면 맛이 부드러워진다.
　　✎ 키위는 숙성되어, 말랑말랑한 것을 사용한다.
　　✎ 냉동 아로니아는 큰 사발에 담아 물로 여러 번 행구고 건져 사용한다.
　　✎ 기호에 따라 물이나 요구르트를 넣어 양을 조절한다.

참고 문헌

1. 후지모토 다이사부로(2015). 『효소 건강법』 김용환 역. 서울:청연

2. 호소야 에이키치(2014). 『먹으면 약이 되는 효소』 박근영 역. 서울: 백만 문화사

3. 신야 히로미(2010). 『생활 속 독소배출법』 윤혜림 역. 서울: 전나무숲

4. 츠루미 다카후미(2014). 『효소식생활로 장이 살아난다 면역력이 높아진다』 김희철 역. 서울:전나무숲

5. 박국문(2014). 『'효소'에 대한 오해와 진실』 서울:태웅출판사

6. 신용철(2014). 『효소 만들기 비법 노트』 서울:일월담

7. 정구영(2014). 『한국의 효소 발효액』 서울: 아이템북스

8. 최권엽(2015). 『살아있는 효소 만들기』 서울:정진출판사

9. 츠루미 다카후미(2013). 『1日 효소 단식』 박재현 역. 서울:이상

10. 츠루미 다카후미(2012). 『아침효소주스 다이어트』 이경민 역. 서울:로그인

11. 하야시 데루하키(2013). 『웰빙 야채 스프』 조동찬 역. 서울:청연

12. 시마모토 쿠니히코(2001). 『시마모토미생물농법』 동경: 농문협

13. 시마모토 쿠니히코(2000). 『약진미생물 농법(1,2)』 엄군섭 역. 한국퇴비농협기술인 협회

14. 한국미생물농법연구회. 『친환경미생물농법』

장교수의
건강한 효소이야기

1판 제1쇄 인쇄   2019년 3월 21일
1판 제1쇄 발행   2019년 3월 24일

지은이   장성호
펴낸곳   뱅크북
등록번호   제2017-000055호
주소   서울시 금천구 시흥대로123다길
전화   (02)866-9410
팩스   (02)855-9411
이메일   sanchung54@naver.com
ISBN   979-11-961648-6-7   03510